KB049444

기적의 장 스트레칭

下がらないカラダ
小野咲 著
サンマーク出版 刊
2017

SAGARANAI KARADA
by Saki Ono
First Published in Japan by Sunmark Publishing, Inc., Tokyo.

쾌변 × 바디 리프팅 × 다이어트를 한 번에

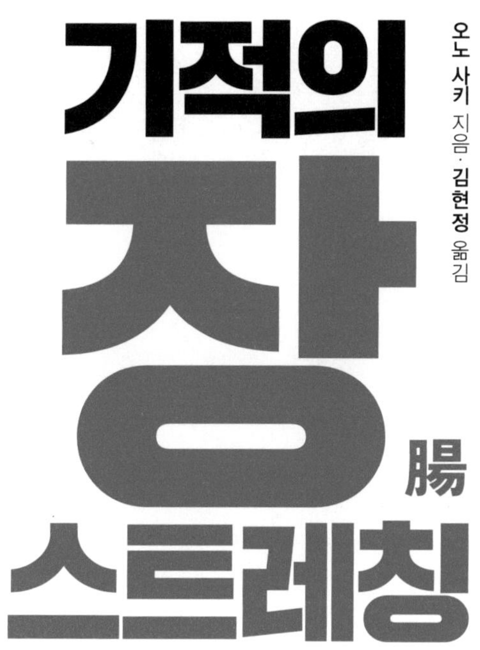

오노 사키 지음 · 김현정 옮김

북라이프
booklife

옮긴이 **김현정**

이화여자대학교에서 법학을 전공하고 동 대학교 통번역대학원에서 한일통역학 석사 학위를 받았다. 그 후 동북아연합(NEAR)에서 일본전문위원으로 근무하다가 과감히 사표를 던지고 현재 바른번역 소속 번역가로 활동 중이다. 좋은 책을 한 권이라도 더 소개하고 싶다는 마음으로 출판기획 및 번역을 진행하고 있다. 옮긴 책으로《문질러서 빠지지 않는 살은 없다》가 있다.

기적의 장 스트레칭

1판 1쇄 발행 2018년 8월 25일
1판 5쇄 발행 2021년 5월 12일

지은이 | 오노 사키
옮긴이 | 김현정
발행인 | 홍영태
발행처 | 북라이프
등 록 | 제313-2011-96호(2011년 3월 24일)
주 소 | 03991 서울시 마포구 월드컵북로6길 3 이노베이스빌딩 7층
전 화 | (02)338-9449
팩 스 | (02)338-6543
대표메일 | bb@businessbooks.co.kr
홈페이지 | http://www.businessbooks.co.kr
블로그 | http://blog.naver.com/booklife1
페이스북 | thebooklife
ISBN 979-11-88850-18-1 03510

* 잘못된 책은 구입하신 서점에서 바꾸어 드립니다.
* 책값은 뒤표지에 있습니다.
* 북라이프는 (주)비즈니스북스의 임프린트입니다.
* 비즈니스북스에 대한 더 많은 정보가 필요하신 분은 홈페이지를 방문해 주시기 바랍니다.

나이와 중력을 거스르는
절대바디 만들기
START ▷▷▶

자꾸만 아래를 향하는 몸

나이가 들면 왜 살이 축축 처지고 잘 빠지지도 않는 걸까요? 10대에는 봉긋하게 위를 향하고 있던 유두가 점점 아래쪽을 바라보고, 팔뚝이 덜렁거리고, 브래지어를 하면 군살이 불룩 튀어나오고, 쏙 들어갔던 배에 살이 붙어 볼록볼록 뱃살이 접히고, 주름 없이 매끈하던 얼굴에 희미하게 팔자주름이 생기기 시작하고….

"내 몸이 처지기 시작했다니————(°ㅁ°)————!"

놀란 심정을 이모티콘으로 표현하자면 대략 이런 느낌 아닐까요?

마음은 '영원히 10대', '여전히 소녀'지만 신체적으로 나타나는 중력의 사인은 너무도 뚜렷해 무자비하고 잔혹하게 느껴지기까지 합니다.

원인은
장의 위치였다!

그렇다면 우리를 이토록 두렵게 만드는 처짐 현상은 대체 왜 생기는 걸까요?

한마디로 말하자면 **'장의 위치'** 때문! 장 위치가 낮아지면 보기 싫은 처짐이 온몸에 나타나는 것입니다.

저는 어릴 적부터 심각한 변비로 고생했습니다. 이참에 고백하지만, 변비가 너무 심해서 장을 부드럽게 만드는 음식을 과도하게 섭취해 억지로 설사를 유도했을 정도였죠.

그랬던 제가 장에 대해 제대로 공부하기 시작한 건 소아응급·변비외래 간호사로 근무하던 무렵입니다.

'장에 문제가 생기면 증세가 이렇게까지 악화되는구나….'

'변비가 있으면 장이 이렇게 무력해지는구나….'

이런 사실을 알게 된 저는 변비외래 전문의 선생님 옆에 딱 붙어서 장에 관해서라면 단 하나도 놓치지 않겠다는 일념으로 공부했습니다.

그리고 깨달은 사실이 바로 '장 위치의 중요성'이었죠.

저는 오래전부터 다이어트를 시도하고 실패하는 일을 끊임없이 반복해왔습니다. 하지만 **'아무리 노력해도 살이 빠지지 않는 것은 장 위치 때문', '똥이 잘 나오지 않는 것도 장 위치가 낮아졌기 때문'**이라는 사실에는 큰 충격을 받았어요!

장이 처지면 체형이 점점 '서양배'처럼 변하고, 결국 여러 가지 건강상의 문제까지 생긴다니….

게다가 **여성의 장은 특히 쉽게 처지는데**, 그에 비해 장도 처진다는 사실과 처진 장이 체형에 미치는 엄청난 악영향은 잘 알려져 있지 않죠.

'이대로 뒀다간 장이 처진 채 살아가는 여자들이 점점 많아질 거야!'

그렇게 생각한 저는 장腸을 관리해 심신을 아름답고美 건강하게 만들어주는 미장美腸에스테틱 'GENIE'지니를 열고 지금까지 5,000명이 넘는 여성들의 장을 끌어 올리기 위해 힘써왔습니다.

'장 마사지'가 유행한 덕분인지 장과 미용에 대한 관심이 커지면서 많은 사람이 GENIE를 찾아주었어요. 고객들에게 물어보니 대부분 장의 위치는 신경 쓴 적도 없더군요.

하지만 에스테틱에서 제가 개발한 '장 리프팅' 방법을 따라해본 후에는 실제로 장이 올라가면서 나타나는 극적인 신체 변화에 모두 놀라워했습니다.

장이 처지는
아주 간단한 이유

장이 처지면 우선 물리적으로 '주위 장기'와 '살'까지 처지게 됩니다.

인체모형을 보면 이해하기 쉬울 텐데, 장(창자)은 내장 기관 중에서도 가장 아래쪽에 있어서 장이 처지면 간과 위 등도 아래로 처지고 맙니다.

이것이 바로 몸매가 변하는 큰 원인이죠.

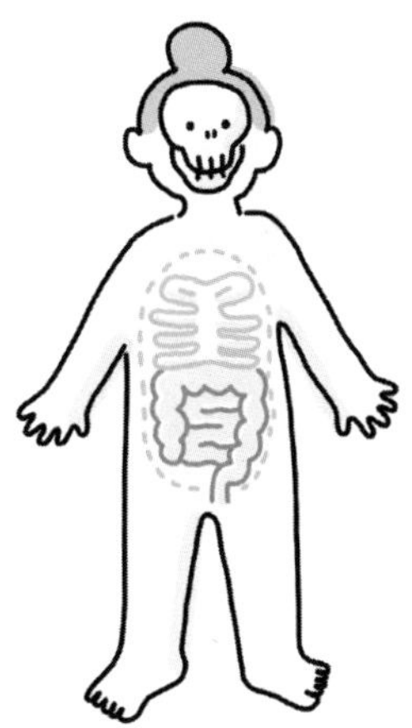

장이란 공장空腸, 직장直腸, 십이지장十二指腸 등 약 10개의 장을 총칭하는 표현입니다. 이름은 서로 다르지만 '장'이라는 글자를 공통으로 쓰는 한집안이라고 볼 수 있죠.

10개의 장이 소장과 대장, 이렇게 두 그룹으로 나뉘어 서로 사이좋게 이웃하며 살아가는 한 지붕 두 가족 같은 느낌이라고 할까요?

10개의 장은 하나로 연결되어 있으며 총 길이는 7~9미터 정도입니다. 아주 묵직하고 체내에서도 공간을 꽤 차지하는 기관이죠.

굳이 비유하자면 비상용 소방 호스와 비슷합니다.

소방 호스는 보통 둘둘 말아서 좁은 공간에 수납해두죠. '이렇게 긴데 잘도 말아서 넣어놨네.' 하는 생각이 들 정도로 말이에요.

이처럼 장도 우리 몸속에 빈틈없이 꽉 들어차 있습니다.

그런데 장은 그네처럼 양 끝만 고정되어 있습니다. 총 길이가 무려 7~9미터인데 말이죠!

즉, 장을 지탱하는 근육이 양 끝에서 열심히 버텨내고 있다는 뜻입니다.

'이렇게 무거운데 처지는 게 당연하지.'

이런 생각이 들지는 않나요?

단 15초면 살이 쏙!

그럼 장의 위치는 왜 자꾸만 낮아지는 걸까요?

보통 변비 등으로 쌓인 똥의 무게 때문에 장이 처집니다. 나이가 들면서 근력이 약해지는 것도 큰 원인 중 하나죠. 게다가 기본적으로 여성은 남성에 비해 장을 지탱하는 근육이 적어요.

구조적으로도 장은 다른 장기보다 중력의 영향을 쉽게 받습니다.

예를 들어 내장 기관 중에서도 위쪽에 위치한 심장과 폐는 뼈가 주위를 둘러싸며 지탱해주고 있기 때문에 웬만해서는 처지지 않습니다. 그에 비해 양 끝만 고정되어 있는 장은 쉽게 처질 수밖에 없어요.

장이 실제로 처졌을 때의 상태를 그림으로 표현해보면 대략 이런 느낌이겠죠?

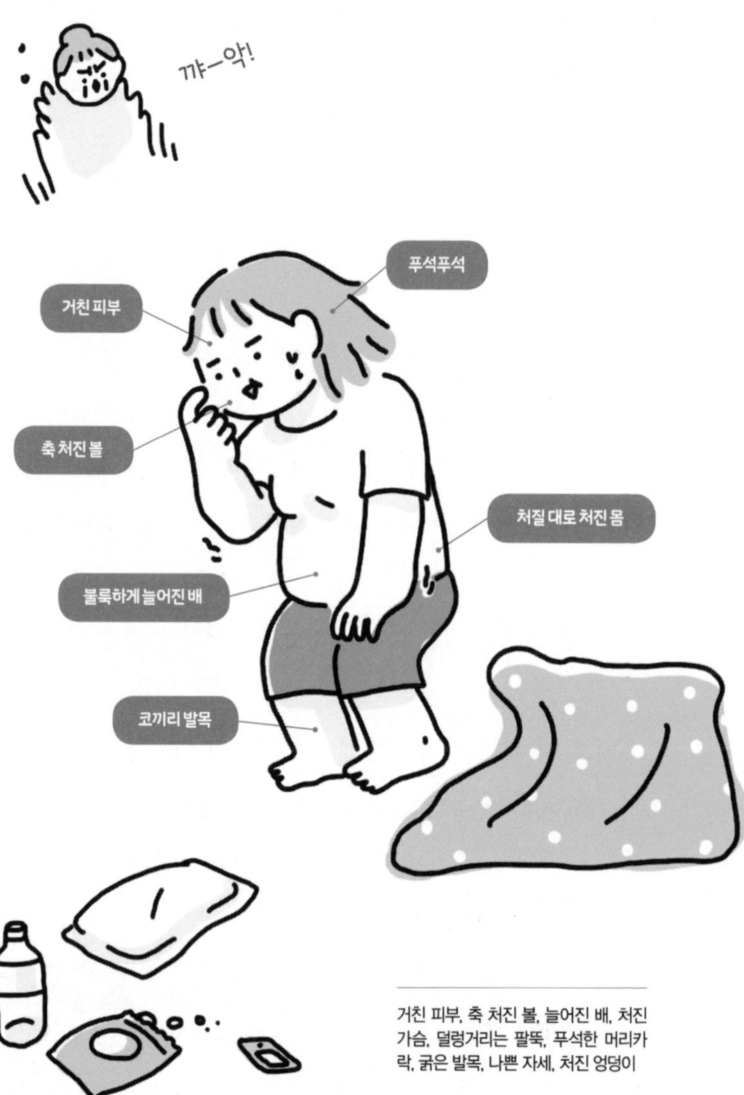

거친 피부, 축 처진 볼, 늘어진 배, 처진 가슴, 덜렁거리는 팔뚝, 푸석한 머리카락, 굵은 발목, 나쁜 자세, 처진 엉덩이

이렇게 장이 엉망진창으로 오염되어버릴지도 몰라요!

'장 오염'은 말 그대로 소화·흡수되지 않은 음식 찌꺼기와 배출되지 못한 숙변이 가득 차 더러워진 상태를 의미합니다. 물론 장 벽면까지 이런 노폐물로 빈틈없이 코팅된 상태죠.

장속에 쌓인 가스가 역류해 배꼽과 입에서 악취가 나는 경우도 있습니다.

또 거친 피부가 오랫동안 지속된 '피부 오염', 영양이 부족한 '헤어 오염', 심적으로 불안정한 '마음 오염'으로 인해 늘 짜증이 솟구칩니다.

그리고 안타깝게도 비만과 부종, 냉증, 만성 피로를 호소하게 되죠…. 안 좋은 건 다 갖고 있다는 의미에서 '장 오염'은 한마디로 **'몸=종합병원'**인 상태입니다.

혹여나 장이 오염된 상태를 표현한 그림에 거부감이 들더라도 절대 외면하지 마세요! 어쩌면 당신의 장도 이미 오염된 상태일지 모릅니다.

'내 장이 오염된 상태라니…. 차라리 평생 모르고 살았으면 좋겠어!'

조금이라도 이런 생각이 든다면 장이 처지지 않도록 지금부터 노력해야 합니다.

이 책에서는 축 처진 장을 원상 복구하기 위해 개발한 장 위치를 되돌리는 장 스트레칭과 장 처짐을 예방하는 생활 습관을 소개합니다.

2주 동안 장 스트레칭을 꾸준히 하면 장이 점점 원래 있던 자리로 돌아가고 몸은 점점 날씬해질 거예요.

'꾸준히'라고 했지만, **하루에 딱 15초만 집중해서 하면 끝이에요!** 이보다 쉬운 게 어디 있을까요?

또 '날씬해진다'는 건 '콕 집어 말할 수는 없지만 전체적으로 날씬하다'는 애매한 의미가 아닙니다. 여성이라면 누구나 탄력을 주고 싶은 부분이 있기 마련인데, 그 부분에 집중적으로 탄력을 주는 것이 가능하다는 의미죠.

예를 들어 배, 등, 팔뚝, 하체 등 누구나 공감할 법한 부분을 중점적으로 공략합니다. 마치 무중력 상태에 사는 것처럼 중력을 거스르는 몸을 만드는 거예요.

그럼 장 스트레칭을 생활에서 실천해 중력을 극복한 사례를 소개해볼게요!

☆ 체중 −6kg (30대 A씨)

☆ 허리둘레 –25cm (30대 B씨)

☆ 가슴도 중력을 거슬러… B컵 → E컵! (30대 C씨)

살이 빠지는 현상은 당신의 몸을 크게 변화시키는 과정 중 하나일 뿐입니다. 그 후로도 장 스트레칭을 꾸준히 하면 처지지 않는 장, 중력을 극복한 체형, 매끈한 피부, 건강한 마음을 유지할 수 있어요. 장은 이 모두의 기초가 되는 면역 물질과 호르몬을 생성하는 일을 하고 있으니까요!

하루에 세 번 신호가 온다!

장 스트레칭을 제대로 했을 때 나타나는 확연한 변화는 하루에 세 번 신호가 온다는 것입니다.

물론 설사를 하는 바람에 하루에 세 번이나 화장실을 들락거리는 상태와는 다르죠. 건강한 똥을 '쑥' 내보내는 이미지를 떠올리면 됩니다.

GENIE를 찾는 여성 고객들도 집에서 장 스트레칭을 했더니 금세 하루에 세 번 신호가 왔다고 해요. 개인차는 있지만 빠른 경우 **당장 다음 날부터 효과가 나타나기도** 했습니다.

이 책에서는 '나와야 할 것이 나오는' 상태가 되어야 체중 감량 효과가 있다는 사실을 실제 사례를 들어 설명해볼까 해요.

내면에서부터 밝고 건강해진다!

하루에 15초간 집중적으로 장 스트레칭을 하면서 생활 습관을 바꿔가면 누구나 '처지지 않는 몸'을 가질 수 있습니다. 그뿐만 아니라 **내면에서부터 빛이 나면서 밝고 건강**해지기 때문에 성별을 불문하고 사람들을 매료시키는 '전방위형 미인'으로 거듭날 수 있습니다.

사람은 외모가 바뀌면 마음까지 바뀌는 법이죠! 건강한 자신감과 용기가 생기면서 더욱 긍정적으로 변하고, 나아가 타인에게 훨씬 친절해지기도 합니다.

20대 F씨는 장 스트레칭으로 중력을 극복한 몸을 만드는 데 성공한 여성 중 한 명이에요. 그녀는 허리둘레뿐만 아니라 패션과 화장법도 완전히 달라졌고 웃음이 많아졌으며 객관적으로도 훨씬 예뻐졌습니다.

당신도 체중을 감량하고 몸매도 예쁘게 가꿀 수 있습니다.

'만물은 위에서 아래로 향하는 법'이라는 중력의 원리를 완전히 뒤집어엎고 하늘의 섭리조차 거스르는 '마법의 스트레칭'이 지금부터 시작됩니다!

차례

시작하며

자꾸만 아래를 향하는 몸 … 6 원인은 장의 위치였다! … 7 장이 처지는 아주 간단한 이유 … 9 단 15초면 살이 쏙! … 11 하루에 세 번 신호가 온다! … 15 내면에서부터 밝고 건강해진다! … 16

몸풀기 장 위치가 높으면 절대 몸이 처지지 않는다

왜 아무리 뛰어도 살이 빠지지 않는 걸까? … 27
장은 위치 선정이 9할 … 30
탈모에 효과 없는 미역, 피부에 효과 없는 콜라겐 … 33
장 처짐 체크 ① 배꼽 모양 진단 … 36
장 처짐 체크 ② 손가락으로 배 누르기 … 39
허리둘레 –18cm! 체중 –16kg! 가슴 +3컵! … 42
단 15초로 중력을 무력화하다 … 46
오염된 장이 무서운 진짜 이유 … 48
짜증과 분노가 사라진 이유 … 51
깡마르기만 한 몸매는 이제 그만 … 54

제1장 처지지 않는 사람의 배 속 전격 해부

배 속을 보면 살이 빠지지 않는 이유가 보인다 … 61
장이 '한 지붕 두 가족'이라고? … 63
'대장 형제의 난'으로 몸이 처진다? … 71
장내 환경을 아름답게 가꾸는 '비밀의 화원' … 74
건강한 똥은 물에 뜬다 … 77
배꼽을 자극하면 정말 설사가 나나? … 79
아, 몸이 점점 처진다… … 81

제2장 장이 처지면 어떻게 되는데?

후후… 당신의 장도 오염된 거야 … 87
오염된 장의 특징은 M자 … 89
예쁜 모델도 장이 처졌다! … 91
입으로 뀌는 '역류성 슈퍼 방귀' … 94

헉! 배꼽에서 고릿한 발 냄새가… … 96
소리 없이 뀌는 방귀가 몸을 처지게 한다 … 98
오염된 장의 폐해 세 가지, 살찌고 붓고 나른하고! … 100
피부 트러블도 장 때문이다 … 102
고혈압도 장 때문이라고? … 104
날씬하지만 고혈당인 사람 … 106
배 아래쪽에서 시작되는 냉증과 피로 … 108
생리통이 심하다는 건 정상이 아니다! … 110
지금이 바로 장을 제자리로 되돌릴 때! … 113

제3장 하루 15초로 온몸에 탄력이 살아나는 기적의 장 스트레칭

중요한 점은 한 번 더 강조하기! 장은 위치 선정이 9할 … 119
기본 장 스트레칭+부위별 장 스트레칭 … 121

내보낼 것을 내보내는 준비운동 '기본 장 스트레칭' … 125
더블프레스 스트레칭 — 들이마시고 내쉬기만 해도 살이 쏙! … 126
미안합니다 스트레칭 — 초간단 똥 배출 방법 … 132

원하는 곳이 UP! UP! '부위별 장 스트레칭' … 134
고무인간 스트레칭 — 나도 애플힙이 될 수 있다! … 136
폴더 인사 스트레칭 — 가슴이 하늘을 우러러보도록! … 138
와이퍼 스트레칭 — 등 노출도 자신 있게! … 140
곁눈질 스트레칭 — 뱃살과의 전쟁 선포! … 142
플라밍고 스트레칭 — 터질 듯한 바지는 이제 안녕! … 144
아인슈타인 스트레칭 — 표정을 따라 하면 얼굴이 작아진다고? … 146
거꾸로 깍지 스트레칭 — 덜렁거리던 팔뚝 살은 이제 안녕! … 148

유형별 추천 '장 스트레칭 코스' … 150
'무조건 뺄 거예요!' 코스 … 151
'2주 뒤 수영복을 입어야 해요!' 코스 … 151
'생리 전 증후군이 심해서 힘들어요!' 코스 … 152
'오늘은 꼭 똥을 싸고 말 거예요!' 코스 … 152
'앉아서 하고 싶어요!' 코스 … 153

제4장 일상에서 장을 끌어 올리는 상쾌한 습관

처지지 않는 생활 습관 ··· 157
상쾌한 습관 ① 장이 점점 가벼워지는 '왼발 콩콩' ··· 158
상쾌한 습관 ② 지방디톡스 '팔꿈치 들고 양치질하기' ··· 159
상쾌한 습관 ③ 장 위치를 높이는 습관 '두 계단씩 올라가기' ··· 160
상쾌한 습관 ④ 중력이 약해지는 '발뒤꿈치 들었다 내리기' ··· 161
상쾌한 습관 ⑤ 여유로운 장 리프팅 방법 '자몽 목욕' ··· 162

장이 오염된 사람들의 축축 처지는 생활 엿보기 ··· 165
나쁜 습관 ① '머리는 역시 자연바람으로 말려야지!' ··· 166
나쁜 습관 ② '아침은 든든히 먹는 게 좋지!' ··· 167
나쁜 습관 ③ '앞머리 가르마는 왼쪽으로!' ··· 169
나쁜 습관 ④ '팬케이크, 팬케이크!' ··· 170

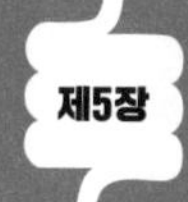

제5장 처지지 않는 식습관 총정리

잘 모르겠으면 무조건 '점액질 식품'을 찾아라! … 177
처지지 않는 사람들은 10시까지 무얼 하나? … 180
몸이 위로 떠오르는 아침 창가의 바나나 … 183
빅뉴스! 채소부터 먹지 말라고? … 186
최고의 장 리프팅 음료 '따뜻한 두유' … 188
발효식품이 슈퍼 장 건강식인 이유 … 190
처지지 않는 술자리 모임 … 193
트림이 나지 않는 탄산수는 몸에 좋다 … 195
살이 찌는 기름과 찌지 않는 기름 … 197
처지지 않는 올리고당 생활 … 199

마무리하며
이제는 마음속에서 똥이라는 이름의 먹구름을 걷어내야 할 때 … 202

부록 ❶ 장 모델 좌담회: 장 위치가 높아지면 이렇게 됩니다! … 206
부록 ❷ 욕조 속에서 장 리프팅, 복부 태핑 … 221

몸풀기

장 위치가 높으면 절대 몸이 처지지 않는다

왜 아무리 뛰어도 살이 빠지지 않는 걸까?

모델처럼 세련된 운동복을 입고 달리는 멋쟁이들이 점점 많아지고 있습니다.

그런데 혹시 '열심히 뛰면 날씬해지겠지!' 하고 생각하고 계시나요?

애석하게도 **장이 처진 상태라면 제아무리 열심히 뛴다 한들 살은 빠지지 않습니다.** 설령 일시적으로 체중이 줄었다 하더라도 금세 요요 현상이 오죠.

"뛰어도 안 빠진다!"고 자신 있게 말할 수 있는 건 과거의 제가 그랬기 때문이에요. 20대 때 죽어라 뛰었지만 다이어트에 실패한 슬픈 경험이 있거든요. 두 달 정도를 매일 5km씩 뛰었는데 겨우 1kg 남짓 줄었더라고요. 게다가 금세 요요 현상이 찾아오는 슬픈 경험을 했습니다.

하지만 장 스트레칭을 시작하면서 체중이 눈에 띄게 줄었습니다. '처진 장'과 제대로 작별할 수 있었기 때문이죠.

처진 장이란 글자 그대로 '장이 처져 위치가 낮아진 상태'를 의미합니다. 처진 장은 다른 장기까지 끌어 내려 결국 온몸이 처지게 합니다.

또한 장이 처지면 장운동이 나빠지고 장 뒤로 지나가는 큰 혈관이 압박을 받아 ① **혈류 이상이 생기고** ② **대사가 나빠지고** ③ **부종이 생기고**(수분 과다 축적) ④ **몸이 차가워지고** ⑤ **노폐물이 쌓이고** ⑥ (당연한 말이지만) **똥도 쌓일 수밖에** 없어요!

이런 과정을 통해 몸 전체가 점점 처지는 것이죠.

처진 장은 명백한 **비만의 주범**입니다.

장이 처져 있는 한 영원히 살과의 전쟁을 벌일 수밖에 없습니다. 운동과 식단 조절을 아무리 열심히 해도 밑 빠진 독에 물붓는 격입니다.

결국 '에잇, 다이어트 다신 하나 봐라!' 하며 포기하고 말죠.

이제 와 생각하면 장이 처진 상태로 무의미한 운동을 계속했던 저는 그야말로 '어리석은 다이어터'였습니다. 지금부터는 암울했던 과거를 교훈 삼아 장을 끌어 올리는 방법을 가르쳐드리려고 해요.

장은 위치 선정이 9할

최근 유례없는 '장 건강 붐'이 일어나고 있습니다. 장내 환경이 중요하다며 식습관을 점검하는 사람도 많은 것 같아요.

하지만 정말로 살을 빼고 싶다면 장내 환경 개선만으로는 부족합니다. 오히려 **처진 장을 원위치로 되돌려놓는 것**이 중요하죠.

장 건강 붐에 동참해 장을 깨끗이 관리한다 하더라도 장이 처진 상태라면 온몸의 장기와 신체 부위의 위치가 달라질 리도 없고, 날씬해지거나 중력을 극복할 수 있을 리도 만무합니다.

게다가 배변이 원활하지 않기 때문에 살이 빠질 수가 없죠.

장내 환경에 신경 쓰기 시작했다면 조금 더 노력해서 장을 끌어 올리는 데 도전해봅시다. 그러면 눈에 띄게 살이 쏙 빠질 거예요!

양 끝이 고정된 기다란 호스처럼 생긴 장은 가장 처지기 쉬운 장기라고 했습니다.

물론 가슴과 엉덩이도 처지긴 하지만 그 속도가 장에 비해 훨씬 더디고, 특히 장 같은 경우는 다른 곳까지 함께 처지게 만든다는 문제가 있습니다.

예전에 변비외래에서 근무할 때 알게 된 사실입니다. 50대 여성의 90퍼센트가 장이 처진 상태였고 이것이 **장과는 관계없어 보이는 신체 부위에까지 뚜렷한 영향을 미친다**는 것입니다. 처진 가슴도 그렇고 얼굴의 팔자주름도 그렇죠. 장과 멀리 떨어져 있는데 말예요!

하지만 장이 처진 여성들이라 할지라도 장의 위치를 바로잡으면 신체 부위가 중력을 이겨내고 다시 제자리를 찾아가게 됩니다.

가슴을 예로 들자면 장 위치를 바로잡으니 아래를 향하고 있던 유두가 2cm정도 올라가 가슴이 마치 하늘을 올려다보듯이 봉긋하게 변했습니다.

장을 끌어 올리면 이렇게 즉각 눈에 띄는 효과가 나타납니다! 정말 신나지 않나요?

탈모에 효과 없는 미역
피부에 효과 없는 콜라겐

'평소에 몸에 좋은 걸 많이 챙겨 먹어야지….'

미용과 건강에 관심이 많은 여성들의 이런 마음을 읽은 건지 마트에 가면 전 세계의 '슈퍼푸드'가 즐비합니다. 아사이베리, 퀴노아, 치아시드….

고가의 슈퍼푸드에 빠져 두 번 세 번 재구매하는 여성이 적지 않습니다.

하지만 저는 그보다 먼저 그녀들의 장이 어떤 상태인지 걱정이 됩니다.

왜냐하면 '장 처짐'은 장내 환경 오염으로 이어져 '장 오염'을 유발하고 '장 오염'은 이내 '온몸 처짐'으로 진행되기 때문입니다.

다시 말해 처진 장과 오염된 장은 (나쁜 의미로) 사이가 아주 좋습니다. 딱히 부르지도 않았는데 한쪽이 나타나면 다른 한쪽도 어김없이 따라오는 쌍둥이 불청객 같은 관계죠.

그러니 미용과 건강에 좋은 슈퍼푸드를 꼬박꼬박 챙겨 먹는 듯 보이더라도 쌍둥이 불청객 중 어느 하나를 갖고 있으면 슈퍼푸드의 좋은 성분이 체내에 충분히 흡수되지 않는 경우가 대부분입니다.

특히 문제는 '흡수' 역할을 담당하는 소장입니다.

소장이 처져서 장 오염이 발생하면 노폐물이 쌓이다가 소장 벽에 붙게 되고 결국에는 한쪽 벽면이 노폐물로 가득 덮여 흡사 코팅된 것 같은 상태가 되어버립니다. 이런 상태에서 영양 흡수라는 장 본래의 역할을 수행하기란 지극히 어렵죠. 노폐물로 덮인 소장 벽은 그저 노폐물을 재흡수할 뿐입니다.

즉, 장이 오염되면 소장에 아무리 양질의 영양분을 보내더라도 아무 소용이 없습니다.

심지어 슈퍼푸드의 귀중한 영양분은 그대로 배출하고 지방 성분만 고스란히 흡수한 결과 '체지방 증가'라는 슬픈 결말을 맞게 될 수도 있어요.

잔인하게 들릴지 모르지만 다음과 같은 미용 팁도 완전히 헛수고랍니다.

‘탈모에 좋으니까 미역을 먹어야지!’

‘탱글탱글 매끈한 피부를 가지려면 콜라겐이 좋대!’

탈모 예방도 좋고 피부 관리도 중요하지만 정작 당신의 장은 어떤가요? 건강한가요?

장 처짐 체크 ①
배꼽 모양 진단

지금까지 처진 장이 유발하는 여러 가지 문제를 짚어봤습니다.

이제 '내 장이 어떤 상태인지 궁금해!' 하는 마음이 들지 않나요?

하지만 안타깝게도 장내 환경을 촬영하거나 카메라로 관찰하는 건 아직 일반적으로 가능한 일이 아닙니다. 총 길이가 무려 6~7미터나 되는 소장의 경우는 더욱더 그렇죠.

물론 내시경으로 장 내부를 촬영할 수 있지만 엄청난 시간과 비용이 듭니다.

그러나 실망하진 마세요. 손쉽게 자신의 장 위치를 확인할 수 있는 자가 진단법이 있습니다.

바로 **배꼽이 찢어진 모양이 '가로'인지 '세로'인지 확인**하는 것입니다!

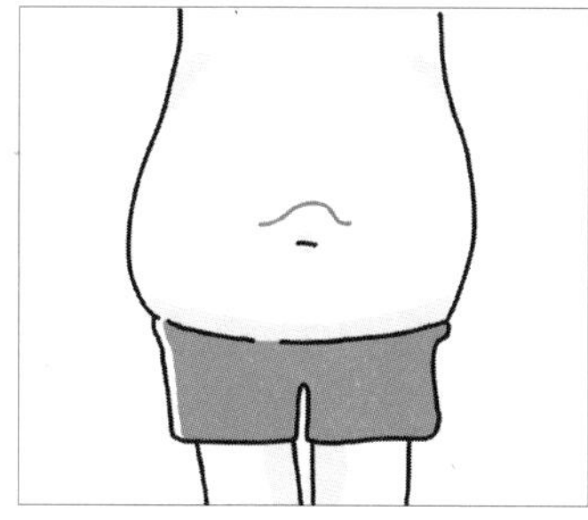

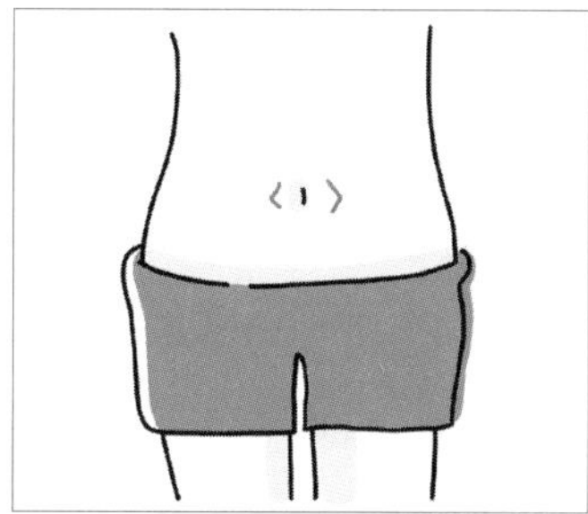

☆ 배꼽 모양이 가로로 긴 경우 (기호 '—'처럼 보일 때)

→ **못생긴 가로 배꼽**: 당신의 장은 틀림없이 처졌습니다!

☆ 배꼽 모양이 세로로 긴 경우 (숫자 '1'처럼 보일 때)

→ **예쁜 세로 배꼽**: 당신의 장은 처지지 않았을 가능성이 높습니다.

주변에 건강한 아이(대략 6세 이하)가 있다면 살짝 배꼽을 보여달라고 해보세요. 분명 예쁜 세로 배꼽일 겁니다. 일반적으로 어린아이의 장은 처지지 않았다는 증거기도 하죠.

어릴 때는 예쁜 세로 배꼽이었는데 어른이 되면 왜 못생긴 가로 배꼽으로 바뀌는 걸까요? 그 이유는 간단합니다.

배꼽 주변에 지방이 쌓이면 배꼽이 묻혀서 못생긴 가로 배꼽이 되는 거예요. 또 배꼽 주변에 살이 별로 없어도 배꼽 안쪽에 위치한 내장(주로 소장)이 처지면서 양쪽으로 당겨져 못생긴 가로 배꼽으로 변형되고 맙니다.

이 두 가지 모양의 중간 단계로 **비스듬한 배꼽**도 있습니다.

비스듬한 배꼽을 가진 사람은 점점 못생긴 가로 배꼽으로 변해가는 과도기(반대의 경우도 마찬가지!)라고 볼 수 있죠.

장 처짐 체크 ②
손가락으로 배 누르기

장이 건강한지 아닌지 알아보는 진단법을 한 가지 알려드릴게요.

등을 바닥에 대고 똑바로 누워 손가락을 이용해 속옷 위에서 **배꼽 주위를 수직으로 꾹 누르는 방법**입니다.

아무 손가락이나 상관없습니다. 손가락 첫 마디가 들어가는지 들어가지 않는지를 보면 당신의 장이 건강한지 아닌지 알 수 있습니다.

☆ 배꼽 주위를 눌렀을 때 손가락 첫 마디가 들어가지 않는 경우

→ 지금 당신의 소장은 긴장한 상태라 딱딱하게 굳어 있습니다.

이미 변비 등으로 고민하고 있지 않나요?

☆ 배꼽 주위를 눌렀을 때 손가락 첫 마디가 쑥 들어가는 경우

→ 지금 당신의 소장은 이완된 상태일 가능성이 높습니다.

장에 아무런 문제가 없다면 둘째 마디까지 들어가는 경우도 많습니다. 사실 둘째 마디까지 쑥 들어가는 것이 가장 좋습니다.

또 소장은 신경의 영향을 크게 받는 장기입니다. 걱정이 많거나 예민한 사람은 손가락이 잘 들어가지 않아요.

이 진단법의 결과는 하루하루 다릅니다.

이불 속에서 해도 좋으니 꼭 아침저녁으로 체크해보세요.

'어제는 첫 마디까지 들어갔는데 오늘은 아예 안 들어가. 장이 갑자기 안 좋아졌나 봐!'

이렇게 당황할 필요는 없습니다. 어디까지나 하나의 척도에 불과하니까요.

손가락이 들어가지 않는다고 느꼈다면 3장에서 소개하는 장 스트레칭을 열심히 해서 배꼽 주위를 부드럽게 만들어주면 됩니다.

허리둘레 -18cm!
체중 -16kg! 가슴 +3컵!

실제로 장 스트레칭을 하면 어떤 변화가 나타나는지 수치로 한번 살펴볼까요?

제가 장 마사지를 해준 여성들 중 가장 놀라울 만한 변신을 한 사람은 저의 에스테틱 직원 A씨입니다.

A씨는 30대 워커홀릭 여성입니다. 에스테틱 일에 몰두하다 보니 식사는 편의점에서 때우는 등 간단히 빨리 먹을 수 있는 것만 찾게 되었고 몸매도 건강도 나빠졌습니다.

그러던 어느 날 에스테틱 직원들끼리 운동을 해서 얼마나 살을 뺄 수 있는지 내기를 하게 되었고 A씨는 '장 스트레칭을 하는 그룹'에 들어갔다고 합니다.

그동안 잠들어 있던 경쟁심에 불이 붙은 건지 그녀는 엄청난 결과를 냈습니다.

☆ 3개월간 체중 6kg 감량! (54kg → 48kg, 키 160cm)

☆ 허리둘레 18cm 감소! (76cm → 58cm)

A씨는 따로 특별한 운동을 하지도 않았는데 몰라보게 살이 빠졌습니다. 식습관의 중요성도 깨달았는지 정크푸드를 끊기로 했고 이내 성공했죠. 한번 마음먹으면 반드시 해내고 마는 A씨! 알고 보니 그녀는 '잠자는 사자'였습니다.

책을 시작하면서도 썼지만 장 스트레칭을 하면 우선 **'나와야 할 것(똥)'이 하루에 세 번 나옵니다.** 이 신호야말로 **체중 감량의 대원칙**입니다.

하지만 신호가 거의 오지 않아 장이 마치 똥 저장고처럼 변해버린 '똥 부자'가 정말로 많습니다.

또 한 명, B씨의 이야기도 해드릴게요.

B씨는 누가 봐도 비만이라 건강을 생각해서라도 살을 빼야 하는 고객이었습니다. 그랬던 B씨가 매일 15초씩 장 스트레칭을 시작한 결과….

☆ **6개월 만에 체중 16kg 감량!** (69kg → 53kg, 키 160cm)

☆ **허리둘레 25cm 감소!** (88cm → 63cm)

이만큼 체중이 줄면 가슴에도 많은 변화가 생깁니다. 묻혀 있던 가슴이 예쁘게 솟아오르면서 전에는 몰랐던 존재감을 드러내기 시작하거든요.

예를 들어 직원 C씨의 경우 **가슴이 3개월 만에 B컵에서 E컵으로 3컵이나 커졌답니다!**

어떻게 이런 변화가 가능했을까요?

바로 밑가슴이 줄면서 나타난 기적입니다. '컵'은 밑가슴과 윗가슴의 차로 결정되는 상대적인 개념이거든요.

장 위치가 원상태로 돌아오면 다른 장기도 제자리를 찾게 되고, 몸통 둘레가 줄면서 밑가슴 둘레도 줄어들죠. 그 결과 밑가슴 둘레와 윗가슴 둘레의 차가 커졌고 컵도 늘어난 것입니다.

이렇게 장 스트레칭에는 체중 감량뿐 아니라 밑가슴 둘레가 감소되는 효과도 있습니다.

단 15초로 중력을 무력화하다

이 책의 3장에서는 단 15초로 처진 몸이 올라가는 장 스트레칭을 소개하려고 합니다.

장 스트레칭이 놀라운 이유는 체중 감량이라는 효과와 함께 **원하는 부위를 슬림하게 만들고 마치 중력을 거스르는 듯한 몸이 될 수 있다**는 점입니다.

알기 쉽게 예를 들어 설명해볼까요? 진흙을 구워 인형을 만드는 모습을 상상해보세요. 자유자재로 인형 몸을 디자인할 수 있죠.

바비 인형처럼 늘씬한 9등신 미인을 만들어 세워놓을 수도 있고 또 배 부분을 불룩하게 빚어 임산부 체형을 만들어놓을 수도 있습니다. 더 나아가 허리 부분이 실종된 통나무 몸매를 만들 수도 있겠죠.

다시 말해 진흙으로 머릿속에 그린 이미지와 거의 비슷한 형상을 재현해낼 수 있는 거예요.

이렇게 자유자재로 변형이 가능한 진흙처럼 우리 체형도 마음대로 바꿀 수 있습니다. 그 방법이 바로 장 스트레칭입니다.

장을 끌어 올릴 뿐 아니라 원하는 부위를 집중적으로 빼고 중력을 거스르며 때로는 다른 신체적 고민까지 해결하는 것!

이런 다양한 기쁨을 맛볼 수 있다는 것이야말로 장 스트레칭의 가장 큰 특징이자 장점이라고 할 수 있겠네요.

오염된 장이 무서운 진짜 이유

솔직히 털어놓자면 약 5년 전까지만 해도 제가 바로 '장이 오염된 사람'이었습니다. 그래서 장이 오염된 상태로 살아가는 것이 얼마나 힘들고 불쾌한지 아주 잘 압니다.

장이 오염되었을 때, 즉 장이 처졌을 때는 장 트러블로 화장실에 들락날락하느라 늘 예민한 상태였습니다.

길을 걸을 때도 맞은편에서 걸어오는 사람과 부딪칠 뻔하면 순간 짜증이 확!

참 미안한 일이지만 엉뚱하게 소중한 친구와 동료에게 짜증을 부리기도 했어요.

회사에서 갑자기 볼일이 급한데 화장실이 만원이면 순간 짜증이 확! '왜 이렇게 사람이 많아?' 눈으로 레이저를 쏘며 시비를 걸기도 했습니다.

사무실에서 정해진 위치에 비품이 놓여 있지 않은 걸 발견하면 순간 짜증이 확! 무슨 정의의 사도라도 된 것처럼 일부러 큰 소리로 주의를 주거나 범인 색출에 나서기도 하고….

괜히 젊은 직원을 괴롭히는 '까칠하고 나이 많은 여자 상사'처럼 히스테리도 부렸죠.

짜증을 전혀 컨트롤하지 못해 사사건건 씩씩대던 시기도 있었습니다.

전철을 탔는데 빈자리가 없어도 "아우 짜증 나!" 하며 씩씩댔고요. 집 안에서 벌레를 발견했을 때는 끝까지 찾아내서 죽였습니다. 살충제를 뿌리는 것만으로는 성에 차지 않아 확실하게 죽을 때까지 때려잡자는 것이 제 신조였죠. "이놈의 벌레! 다 죽어버렷!" 하면서….

물론 지금은 짜증을 부리거나 무익한 살생을 하지 않습니다. 벌레를 보면 "얼른 도망가!" 하며 창문 밖에 살포시 놓아줍니다.

주변 여성들에게 물어보니 서서 오래 일하거나 근무 시간이 불규칙할수록 장이 쉽게 처져 오염되기도 쉬운 것 같습니다. 서서 일하면 그만큼 장이 중력의 영향을 장시간 받게 되니까요. 신경 써서 관리하지 않는 한 장은 당연히 치질 수밖에 없습니다.

또 근무 시간이 불규칙하면 취침 시간도 불규칙해집니다. 그러면 자율신경에 문제가 생겨 여러 가지 호르몬 이상 분비 현상이 나타나고 '장 처짐', '장 오염'도 점점 심해집니다!

오염된 장이 진짜 무서운 이유는 의외로 가까운 곳에 숨어 있는 것이죠.

짜증과 분노가 사라진 이유

그렇다면 대체 어떻게 장 스트레칭으로 짜증과 분노를 억제하고 인간관계를 호전시킬 수 있었던 걸까요?

그 이유는 바로 장 스트레칭을 통해 장 위치가 높아져 장이 본래 기능을 하면서 **세로토닌**(행복 호르몬)이라는 신경전달물질이 제대로 분비되기 시작했기 때문입니다.

세로토닌은 장에서 생성되는 물질로 **의욕**과 **의지**에 큰 영향을 줍니다.

반대로 세로토닌 분비량이 감소하면 다음과 같은 변화가 나타납니다.

① 정서가 불안정해진다.(잦은 분노와 지속적인 긴장)
② 자율신경의 균형이 깨진다.(냉증 등의 원인이 되기도 함)
③ 기분이 가라앉고 부정적인 생각이 든다.(우울증으로 발전 가능)
④ 수면장애가 심해진다.(취침과 기상이 힘듦)
⑤ 고통을 쉽게 느낀다.(작은 고통도 크게 느낌)

사실 이 밖에도 많지만 너무 겁을 주는 것 같으니 이 정도만 할게요.

간단히 말해 **장이 처지면 세로토닌 분비량이 줄어들어 마음까지 축축 처진다**는 이야기입니다. 자기중심적이고 예민해져서 '남을 배려할 때가 아닌 상태'가 되는 것이죠. 저도 겪은 일이라 누구보다 공감이 갑니다.

처음에도 썼지만 저는 20대 초반까지 심각한 변비 때문에 '차라리 설사를 유도해서 어떻게든 배변을 하자!'는 잘못된 선택을 했습니다. 항상 '어떻게 하면 시원하게 똥을 쌀 수 있을까?' 하는 생각이 가득했어요.

갑자기 신호가 오는 경우도 많아서 제가 이용하는 전철역의 모든 여자 화장실 상황을 파악하고 있었습니다. **머릿속에는 온통 '화장실'과 '장 트러블'**뿐이었고요.

그런 상황에서 주위 사람에게 배려 같은 걸 할 수 있을 리가 만무하죠.

장을 끌어 올려 깨끗하게 만든다면 세로토닌 분비가 정상적으로 이루어지고 마음이 안정될 거예요. 그러면 그 사람이 지닌 본래의 매력이 충분히 발휘되고 좀 더 원만한 인간관계를 쌓을 수 있겠죠.

깡마르기만 한 몸매는 이제 그만

이상적인 여성의 몸에 대해서는 의견이 분분합니다.

'그저 마르기만 해서는 2% 부족해.'

이미 많은 여성이 그런 생각을 갖고 있을 거예요.

무조건 깡마른 것이 아니라 전체적으로 곡선이 있거나 근육이 적당하게 붙은 몸, 또는 만졌을 때 탄력이 느껴지는 몸….

각자 원하는 이상적인 몸매의 조건을 따지자면 끝이 없습니다.

그래서 이 책에서는 간단하게 한 가지만 제안하려고 합니다.

이상적인 여성의 몸이란 다름 아닌 '장 위치가 높은 몸'을 말합니다.

장 스트레칭을 꾸준히 해서 장을 끌어 올릴 수 있다면 당신이 원하는 이상적인 몸매의 조건 같은 것은 전부 충족할 수 있습니다. 탄탄한 가슴, 가느다란 팔뚝, 늘씬한 다리 등을 위해 따로 운동을 할 필요도 없죠.

게다가 장 스트레칭을 하면 다른 다이어트 방법의 흔한 부작용인 요요 현상을 겪을 일도 없습니다!

한마디로 AS가 필요 없는 무척 효율적인 방법입니다.

다만 '무조건 말라야 한다!'는 강박관념에 사로잡힌 여성이 많다는 점이 걱정입니다.

마른 체형은 마음에 드는 옷을 선택할 수 있는 폭이 넓고 사진도 훨씬 잘 나오는 등 누구나 기분 좋아할 만한 장점이 많을지도 모릅니다.

하지만 세계 각국에서 **너무 마른 몸은 의학적으로도 위험하다**는 경고가 나오고 있습니다.

예를 들어 프랑스에는 '심하게 마른 모델을 고용한 업체에는 벌금 약 7만 5천 유로를 부과한다'는 법률 조항이 있습니다.

무조건 말라야 한다고 생각하는 외모지상주의는 정말 위험한 사고방식입니다. 이런 강박관념을 가지지 않도록 조심해야 합니다.

너무 뚱뚱한 것도 너무 마른 것도 아닌, 죽을 때까지 중력을 거스르며 '장 위치가 높은 사람'으로 살아보자고요.

장은 우선 높은 위치에 두는 것이 중요하다고 했는데요.

그럼 어떻게 해야 장의 위치를 높일 수 있을까요? 어떻게 해야 중력과 싸워서 처지지 않는 장+몸+마음을 손에 넣을 수 있을까요?

다음 장에서는 그런 이상적인 몸을 만들려 할 때 절대 빼놓을 수 없는 '장'의 프로필을 약간 변형된 각도에서 누구보다 쉽게 소개하고자 합니다.

혹시 처질 대로 처진 당신의 몸을 힘겹게 지탱하고 있는 장에 대해 생각해본 적이 있나요? 한 번도 없었다면 무엇보다 먼저 처지지 않는 몸을 만들어주는 장의 이모저모를 샅샅이 파헤쳐봅시다.

지금까지의 장 이미지와는 전혀 다른 개성 넘치는 캐릭터를 보고 나면 맘에 쏙 드는 장을 발견하게 될지도 몰라요!

제1장

처지지 않는 사람의 배 속 전격 해부

배 속을 보면 살이 빠지지 않는 이유가 보인다

드디어 유쾌한 장 친구들을 만나볼 시간이에요!

알기 쉽게 전달하기 위해 지금까지 장이라는 총칭으로 한데 묶어 이야기했지만 사실 의학적으로 장은 약 10개 부위로 세분할 수 있습니다.

'소장'에 속하는 것으로는 십이지장, 공장, 회장이 있고, '대장'에 속하는 것으로는 맹장, 충수, 상행결장, 횡행결장, 하행결장, S상결장, 직장이 있습니다.

다들 개성이 강하고 독특한 친구들이라 즐겁게 읽을 수 있을 거예요.

장의 비밀스러운 활동 때문에 나타나는 컨디션 저하와 고민은 그 종류가 정말 다양합니다. 장이 이렇듯 (좋지 않은 의미로) '발이 넓은' 이유는 무엇일까요?

'장이 다양한 기관으로 나뉘어져 중요한 일을 많이 맡았기 때문에?'

일단 이런 식으로 접근해보세요.

어느 순간 "아하!" 하며 무릎을 탁 칠지도 모릅니다.

장이 '한 지붕 두 가족'이라고?

가공할 만한 영향력을 뽐내는 약 10개의 장들!

하나같이 개성 넘치는 믿음직한 일꾼으로서 우리 몸을 위해 열심히 봉사하고 있어요.

장을 가장 알기 쉽게 이해할 수 있는 방법이 있습니다.

일단 **우리 몸에 있는 10개 남짓한 장을 크게 '소장' 가족과 '대장' 가족으로 분류합니다.** 그리고 이 두 가족이 사이좋게 한 지붕 아래서 살고 있다고 생각하는 거예요.

다시 말해 장은 두 가족이 사이좋게 살고 있는 다세대주택 같은 것이죠.

① 소화·분비가 주업! 소장 가족

우선 소장 가족은 십이지장, 공장, 회장 이렇게 셋으로 구성됩니다. 이 책에서는 이해하기 쉽게 '사이좋은 삼형제'로 표현할게요.

'효율적인 소화를 위해 삼형제가 밤낮없이 열심히 일한다.'

갑자기 이야기가 훅 진행된 것 같긴 하지만 대략 이런 이미지를 상상하시면 됩니다.

소장은 체내에서 가장 긴 장기로 그 길이가 무려 6~7미터정도입니다.

소장 가족의 주된 일은 위에서 보내온 음식물의 영양분을 무사히 소화·흡수하는 것인데, 이 엄청난 임무를 수행할 수 있도록 소장에서는 다양한 소화효소가 분비됩니다.

② 똥 운반은 내게 맡겨! 대장 가족

대장은 소장 끝에서부터 시계 방향으로 돌아가며 곡선을 그리고 있습니다. 길이는 총 1.5~2미터. 크게 맹장·충수, 결장, 직장으로 나뉘며 그 끝은 똥의 주 무대인 항문으로 이어집니다.

대장 가족의 주된 일은 **소화·흡수된 음식 찌꺼기를 모아 똥**

으로 만든 후 항문으로 운반하는 것입니다. '음식 찌꺼기가 왔다!'는 신호를 받으면 대장 전체가 반사적으로 움직이며 꿀렁꿀렁 연동운동을 시작합니다.

친구들과 어깨동무를 하고 이쪽 끝에서 저쪽 끝까지 파도타기를 해본 적 있으신가요? 굳이 비유를 하자면 연동운동은 파도타기와 비슷합니다.

앞서 소장에서는 '좋은 것만 쏙쏙(흡수)' 받아들이는 작업이 이루어진다고 말씀드렸는데, '불필요한 건 다 내보내는(배출)' 대장의 역할도 참 독특하고 중요합니다. 그야말로 똥 제조 과정의 클라이맥스라고 할 수 있죠.

이처럼 소장과 대장이 하는 일이 크게 달라서인지 생김새 역시 많이 다릅니다. 그래서 두 가족의 모습을 한눈에 볼 수 있도록 그림으로 정리했습니다!

십이지장十二指腸
위장에서 이어지는 약 25~30cm의 기관. 길이가 손가락 12개를 옆으로 나란히 늘어놓았을 때와 비슷하다고 해서 붙여진 이름이다. 소화액을 분비하고 알칼리성의 '담즙'과 '이자액'을 위산과 섞어 중화한다.

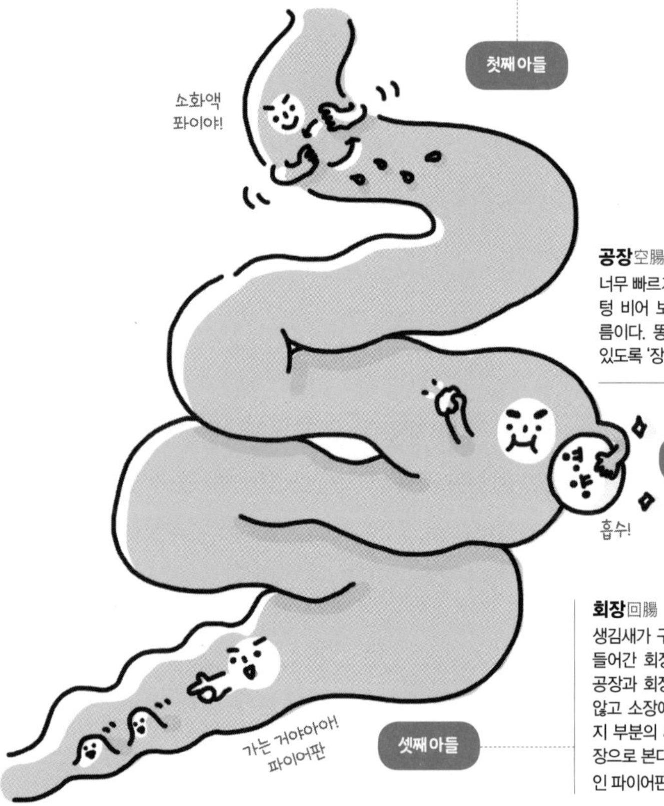

첫째 아들

소화액
파이야!

공장空腸
너무 빠르게 영양분을 흡수해 속이 텅 비어 보인다고 해서 붙여진 이름이다. 똥이 부드럽게 이동할 수 있도록 '장액'을 분비한다.

둘째 아들

흡수!

회장回腸
생김새가 구불구불해서 回(돌 회)가 들어간 회장이라는 이름이 붙었다. 공장과 회장은 그 경계가 분명하지 않고 소장에서 십이지장을 뺀 나머지 부분의 40%를 공장, 60%를 회장으로 본다. 가장 중요한 면역 기관인 파이어판*이 분포되어 있다.

셋째 아들

가는 거야아아!
파이어판

* 파이어판Peyer's patch 소장의 융털 사이사이에 있는 것으로 림프구, 대식세포 등 각종 면역세포를 분비해 감염균을 물리친다.

** 천골 선골이라고도 한다. 골반을 구성하는 뼈로 5개의 천추가 융합, 척주를 구성하는 척추 중 가장 크다. 천골 신경은 항문 괄약근의 조절을 담당한다.

횡행결장横行結腸

상행결장과 하행결장에 낀 약 40~50cm 길이의 기관. 구름다리 같은 모양이라 가운데가 처지기 쉬우며 가장 심할 경우 골반 부근까지 늘어난다는 설도 있다.

상행결장上行結腸

우리 몸 오른쪽에 세로로 위치한 기관. 아래에서 위로 음식 찌꺼기를 운반하는 천하장사!

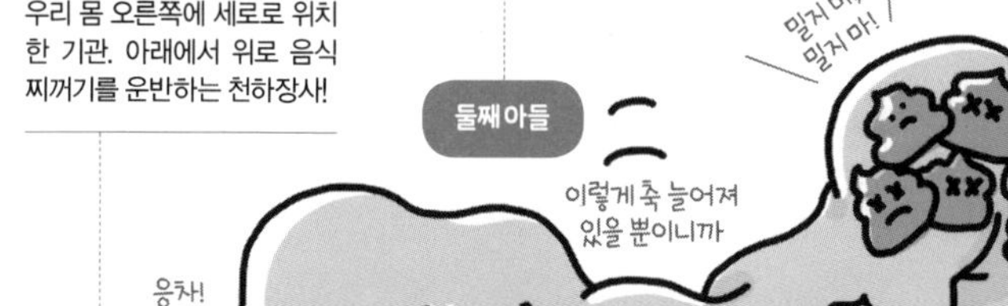

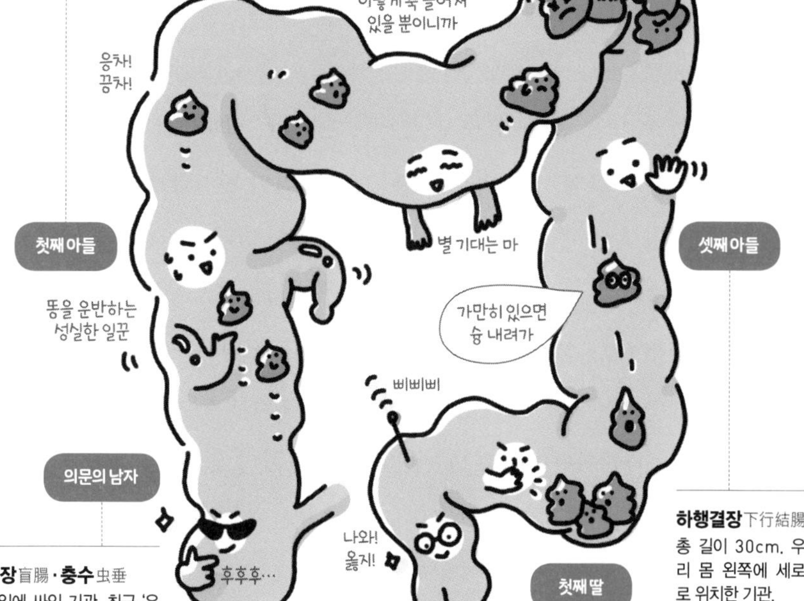

맹장盲腸 · **충수**虫垂

베일에 싸인 기관. 최근 '유익균의 보물창고'라는 설도 나오고 있다.

하행결장下行結腸

총 길이 30cm. 우리 몸 왼쪽에 세로로 위치한 기관.

S상결장S狀結腸

총 길이 약 25~45cm. 하행결장에서 보낸 음식 찌꺼기를 직장으로 보내기 전에 일시적으로 쌓아두는 곳.

직장直腸

항문에서 가장 가깝고 총 길이는 20cm정도다. 골반 중앙의 '천골'**에 있는 배변 신경과 연계해 변의를 통제하고 조절하는 '똥 센서' 역할을 한다.

각자의 역할과 성격을 간단히 정리하면 이렇습니다!

① 소장 가족

- 첫째 아들 **십이지장**: 장남이라 그런지 듬직한 소화기관. "다음 주자를 위해 가능한 한 내가 소화를 해둬야지!" 하며 소장 입구에서 많은 소화액과 호르몬을 분비한다(단, 지나치게 성실해서 스트레스를 많이 받음).

- 둘째 아들 **공장**: 흡수가 특기인 '흡수남'. 영양분을 흡수하는 효율이 기막히게 뛰어나고 우수하며 일처리 속도가 빨라 속이 텅 빈 것처럼 보인다는 특징이 있다.

- 셋째 아들 **회장**: 여기까지 오면 거의 모든 영양분이 흡수된다. 구불구불한 생김새 때문에 회장이라는 이름이 붙었다. '파이어판'이라고 하는 면역 총사령탑이 있어 몸 전체의 면역 세포 중 약 60~70% 가 여기에 모여 있다.

② 대장 가족

- 의문의 이복형제? **맹장·충수***: 미지의 장소. 맹장 끝에는 약 6~8cm 길이의 충수가 붙어 있는데, 림프조직이 모여

생체를 보호하는 역할을 한다는 설이 힘을 얻고 있다(소화·흡수와는 크게 관련이 없음).

- 첫째 아들 **상행결장**: 장 구성원 중에 가장 힘이 세다. 회장에서 흡수되지 못한 음식 찌꺼기를 연동운동을 통해 위로 밀어 올린다. 단, 가해지는 부담이 크다 보니 상행결장암 발병률도 늘어나는 추세다.

- 둘째 아들 **횡행결장**: 상행결장에서 받은 음식 찌꺼기를 하행결장으로 전달하는 수동적인 성격의 소유자. 양 끝이 고정된 구름다리 같은 모양으로 쉽게 처지며 M자 형태를 띠고 있다.

- 셋째 아들 **하행결장**: 횡행결장에서 흘러온 것을 아래에 있는 S상결장으로 흘려보내는 일이 전부인 한량. "지금부터 보낼 거야!"라는 지시가 있어야만 움직이는데 수분 흡수 등 최소한의 일은 한다. 비슷한 성격의 횡행결장과는

---

* **충수** 맹장의 한쪽 끝이 막힌 벌레 모양의 기관을 충수(막창자꼬리)라고 한다. 충수 위치는 사람마다 달라서 맹장 뒤쪽, 골반강 내, 상행결장 뒤, 회장 앞이나 뒤 등 다양하다. 충수의 기능은 아직 뚜렷이 밝혀진 바 없다. 맹장염은 잘못된 표현이고 올바른 표현은 충수염이다.

사이가 그다지 좋지 않다.

- 첫째 딸 **S상결장**: 하행결장에서 보낸 음식 찌꺼기의 이동 속도를 조절하고 일시적으로 쌓아두는 부지런한 일꾼. 하지만 너무 성실한 나머지 자신이 주먹만 한 크기로 커질 때까지 똥을 쌓아두는 경우도 있다. 고통을 즐기는 성격.

- 넷째 아들 **직장**: 똥의 주 무대. S상결장과 마찬가지로 똥을 저장하기도 하는데, 엉덩이 골 위쪽에 있는 배변 신경과 손을 잡고 변의를 조절한다(너무 참으면 고장 나기 십상).

지금까지 장 가족의 간단한 특징을 소개했는데요, 개성 강한 구성원들이 모였다는 것이 좀 느껴지시나요?

각자의 개성이 다르니 서로 협력한다면 영양 흡수와 배설 등이 원활하게 이루어져 건강에도 좋을 텐데 그게 참 쉽지가 않은 모양이에요. 특히 장이 처져 있을 경우에는 더욱더 말이죠.

'대장 형제의 난'으로 몸이 처진다?

장 가족 중에서도 특히 한 곳, 사이가 나빠서 걱정되는 부분이 있습니다.

바로 **대장의 둘째 아들 '횡행결장'과 셋째 아들 '하행결장'을 이어주는 급커브 구간**이에요.

사실 이 구간 때문에 장과 몸이 처지는 경우가 종종 있습니다. 원활하게 흘러가야 할 음식 찌꺼기가 왜인지 이 구간만 오면 정체되어 막힙니다.

지금까지 제가 관리해드린 여성 중 90%의 장에서 이런 '정체 구간'이 발견되었습니다.

저는 이 부분을 **'마魔의 오염 구간'**이라 부르며 항상 경계하고 있습니다.

그렇다면 마의 오염 구간에서 음식 찌꺼기가 정체되는 이유는 무엇일까요?

바로 **둘째와 셋째 모두 무기력하고 게으른 데다 사이가 나빠 잘 협동하지 않기 때문**입니다. 둘의 사이가 좋지 않다는 것이 여기서 드러나죠.

이 마의 오염 구간을 장 스트레칭으로 뚫어주면 호흡이 깊어지고 흉곽이 이완되면서 가슴이 자연스레 위쪽을 향하게 됩니다. 여기서 심호흡의 중요성을 알 수 있습니다.

하지만 마의 오염 구간에서 장이 오염되고 막히면 장 가족 구성원 모두에게 처짐 현상이 나타납니다. 그리고 이 처짐 현상이 온몸으로 퍼져 가슴처럼 장에서 멀리 있는 부분까지 처지고 맙니다.

피부 나이 전환기에 들어서면 특별한 방법으로 열심히 피부 관리를 하죠. 그와 마찬가지로 장의 급커브 구간인 마의 오염 구간도 신경 써서 관리해주면 좋겠네요.

장내 환경을 아름답게 가꾸는 '비밀의 화원'

장이 오염된 데다 처지기까지 한 사람들은 언제 폭발해도 이상할 것 없는 시한폭탄을 배 속에 안고 사는 셈입니다. 그들의 장내 환경이 누가 봐도 엉망이기 때문이죠.

장이 오염되면 혈류가 원활하지 못해 배변에도 문제가 생길 수 있습니다. 우리 몸에 나쁜 유해균이 과도하게 증식할 수 있는 조건을 다 갖추었다고 할 수 있어요.

대장에는 다양한 세균이 살고 있습니다. 그 종류가 무려 수

백 종에 달하며, 개수로 따지면 600조 개 이상이라고 합니다. 현미경으로 자세히 들여다보면 마치 다채로운 꽃이 한데 모인 '꽃밭'flora 같아서 '장내 플로라'라고도 부릅니다.

여기서는 장내 플로라, 다시 말해 '비밀의 화원'에 대해 소개하려고 해요.

장내 세균은 크게 세 가지로 나눌 수 있습니다.

① 몸에 해로운 작용을 하는 '유해균'

병원성 대장균처럼 유해 물질을 만들어내는 골칫덩어리입니다. 유해균이 늘어나면 변비나 설사 등 장 건강에 문제가 생깁니다. 게다가 장이 점점 오염되고 처지게 되죠.

② 몸에 이로운 작용을 하는 '유익균'

유해균의 침입과 증식을 막아주는 비피더스균과 같은 착한 균들입니다.

장의 연동운동을 촉진하는 등의 작용을 통해 장을 건강하게 만들어줍니다.

③ 둘 중 어디에도 속하지 않는 '중간균'

유익균과 유해균 중 쪽수가 더 많은 쪽으로 붙는 박쥐 같은 균을 총칭하는 말입니다.

이것들이 균형을 이루는 곳을 '장내 환경'이라고 부릅니다.

이상적인 비율은 대략 **유익균 : 유해균 : 중간균** = 2 : 1 : 7이라고 해요.

'유익균은 조금만 있어도 되는구나?' 싶겠지만 그렇지 않습니다. 전체의 20%를 유지하는 것도 꽤 어려운 일이니까요.

장내 플로라의 구성비는 매일 바뀝니다.

식습관은 물론이고 컨디션과 마음 상태, 스트레스 등과도 관련이 있기 때문이에요.

또 나이가 들수록 유해균은 늘어나고 유익균은 줄어듭니다. 그래서 조금이라도 유익균이 유해균보다 많아질 수 있게 노력해야 해요.

부디 장 스트레칭을 통해 장을 끌어 올리고 5장에서 알아볼 유익균이 늘어나는 장 건강 식사법 등을 실천하면서 장내 환경에도 신경 쓰시길 바랍니다.

건강한 똥은 물에 뜬다

자신의 장내 플로라 상태를 관찰하기란 쉬운 일이 아닙니다. 그 대신…이라고 하면 조금 그렇지만 매일 장내 플로라의 상태를 확인할 수 있는 확실한 방법이 있습니다.

바로 **아침 첫 똥을 관찰하**는 것입니다.

'아침에 얼마나 정신없고 바쁜데 똥까지 체크해야 해? 그럴 시간이 어디 있어!' 하고 생각하는 분도 계실지 모릅니다.

최소한 **똥이 물에 떠 있는지**만이라도 슬쩍 보세요. '물에 뜨는 똥'이 '가라앉는 똥'보다 훨씬 건강합니다. 장 위치가 높은 사람의 똥은 가라앉을 리가 없으니까요!

애초에 똥이 물에 뜬다는 것은 식이섬유를 풍부하게 섭취했다는 증거입니다.

식이섬유는 좋은 의미에서 박테리아를 유인하고 가스가 나오도록 합니다. 그래서 식이섬유가 풍부하고 장내 플로라가 건강한 경우 똥이 뜨는 것이죠.

다시 말해 당신의 **똥은 장내 세균의 상태를 제대로 확인할 수 있는 귀중한 표본**입니다! 똥이 물에 떠 있는지 살짝 보는 것만으로도 장의 상태를 파악할 수 있습니다.

배꼽을 자극하면 정말 설사가 나나?

대장, 소장 등과 외부를 이어주는 곳이 바로 '배꼽'입니다. 우리는 이 배꼽에 끼어 있는 **배꼽때**를 주목해야 합니다.

사실 배꼽때는 섬세하게 다뤄야 하거든요.

배꼽때를 별로 개의치 않거나 목욕을 하다 보면 떨어진다는 사람도 있는데, 만약 신경이 쓰인다면 피부과에 가서 제거하는 것이 가장 좋습니다.

왜냐하면 배꼽을 자극할 경우 설사가 나거나 생명을 위협하는 복막염을 일으킬 우려가 있기 때문입니다.

배꼽 아래는 피하조직, 복직근, 복막, 복강의 순서로 이어져 있습니다.

배꼽을 세게 문질러 자극하면 약 5mm 아래에 있는 복막 신경이 자극을 받아 배꼽 주변이 쿡쿡 쑤시듯 아플 수 있어요. 심하면 그 자극 때문에 장이 스트레스를 받아 설사가 나기도 합니다. 그렇게 설사가 나기 시작하면 장은 오염되고 점점 더 처지게 되죠.

외모에 민감한 여성분이라면 배꼽을 세게 문질러 자극하지 않도록 주의하는 것이 좋습니다.

아, 몸이 점점 처진다…

앞에서는 이론적으로 장이라는 다세대주택 구성원을 소개했습니다.

'회장이라는 등 공장이라는 등 괜히 머리만 아파졌어!' 하고 생각하는 분들도 계시겠죠.

자세한 이야기는 일단 뒤로 제쳐두고, 장은 전체적으로 **'늘어나고 당겨지고 처지는' 숙명을 짊어진 근육의 관**이라고 생각하면 됩니다.

그렇다면 장은 왜 늘어나고 당겨지고 처지는 걸까요?

첫째, 단순히 똥이 쌓였기 때문입니다. 장 내부에 무언가가 쌓이면 늘어나고 당겨지고 처지는 결과가 나타납니다.

양 끝을 나무 기둥에 매단 해먹을 한번 떠올려보세요. 해먹 위에 얹은 물건이 무거우면 무거울수록 지면을 향해 점점 처지게 되죠.

이렇게 중력의 영향을 받을 수밖에 없는 가련한 존재가 바로 '장'입니다.

둘째, 장이 근육으로 이루어졌기 때문입니다.

근육은 사용하지 않으면 점점 근력이 약해집니다. '사람은 성인이 되고 나이가 들면서 **1년마다 근력이 1%씩 약해진다**'는 무서운 통계도 있습니다.

젊은 사람도 근육을 자주 써서 단련해주어야 합니다. 장의 연동운동을 촉진하거나 장을 지탱해주는 '장요근'* 을 효과적으로 자극하지 않으면 장은 언제든 처질 수 있는 상태가 되고 마니까요.

---

* 장요근 엉덩허리근. 장골근(엉덩근)과 대요근(큰허리근)을 통칭해서 부르는 근육으로 우리 신체에서 요추의 안정과 골반의 균형 유지에 꼭 필요한 역할을 한다. 장요근이 단축되면 골반이 앞으로 쏠리면서 척추를 바르게 세우기 힘들고 허리 통증이 생길 수 있다.

지금까지 약 10개의 장을 소개했는데, 당신의 외면과 내면에 지대한 영향을 미치는 장에 대해 생각해보는 기회가 되었기를 바랍니다.

'가끔은 소화형님(십이지장)을 챙겨야겠어.'

'게으른 아들내미(하행결장)는 별문제 없는가?'

이렇게 장 구성원들을 생각하며 즐거운 마음으로 장 스트레칭을 꾸준히 한다면 틀림없이 놀라운 효과를 경험할 거예요.

제2장

장이 처지면 어떻게 되는데?

후후… 당신의 장도 오염된 거야

장이 처지면 대체 무슨 일이 벌어질까요?

단언컨대 결코 뚱뚱해지는 것만으로 끝나지 않습니다.

2장에서는 온몸 구석구석 미치는 **처진 장의 악영향**에 대해 자세히 들여다보려고 합니다.

그러니 스트레칭 방법이 궁금해서 못 참겠다 싶으신 분들은 3장(119쪽)을 먼저 읽으신 후에 2장을 읽으셔도 됩니다.

만약 당신의 장이 처졌다면 처진 장 때문에 생기는 이런저런 문제들이 온몸에 나타났을 거예요. 말랐든 뚱뚱하든 상관없이 모두에게 해당되는 이야기입니다.

현재 마른 것처럼 보이는 사람이라도 장이 처졌을 가능성이 있습니다. 오히려 날씬한 사람은 본인이 비만과는 무관하다고 생각하기 때문에 장이 처지는 데 무방비 상태일 수 있죠. 이런 경우가 더 위험합니다.

원래 그랬든 다이어트를 했든 간에 '현재 날씬한 사람'일수록 본인이 건강하다고 믿고 있는 경향이 있기 때문에 주의해야 합니다.

오염된 장의 특징은 M자

여기에서는 은근히 신경 쓰이는 **여성의 M자**에 대해 소개할 예정입니다.

M자라고 하면 보통 탈모와 관련된 'M자형 이마'를 많이 떠올리실 텐데요. 제가 말하는 M자는 장에 관한 이야기입니다. 탈모로 인한 M자형 이마보다 지금부터 설명할 'M자형 장'이 훨씬 더 끔찍하고 무서울 거예요.

M자형 장은 수억 명의 사람들을 불행의 늪에 빠트리고 있습

니다.

M자형 장이란 앞에서도 살짝 설명했지만 대장 가족인 횡행결장의 가운데가 처진 상태를 표현한 말로 처진 장의 한 형태입니다. 이 책에서만 특별히 **횡행결장 가운데가 축 처진 모양을 M자형 장**이라고 부를게요.

끔찍하게도 장이 M자형으로 처지면 그 피해가 장 주변뿐 아니라 아주 멀리까지 미칩니다. 자세는 고양이 등처럼 전체적으로 구부정해지고 얼굴이 처지고 주름이 깊어지며 목주름이 생기고 어깨가 뭉칩니다. 하체와 상체가 모두 처지면서 붙지 않아야 할 곳에 살이 붙습니다. 결국 **체형 전체가 축 처지고** 마는 것이죠!

이렇듯 M자에 한번 발목이 잡힌 사람들은 모두 불행의 나락으로 떨어집니다. 말만으로도 가슴이 너무 아프네요….

장이 오염된 데다 몸이 전체적으로 처진 사람이라면 이미 M자형 장이 되었을 가능성이 큽니다. 장 내벽을 보더라도 소장 벽면 한쪽이 전부 오염 물질로 코팅되어 있을 게 분명해요.

예쁜 모델도
장이 처졌다!

혹시 TV와 잡지에 나오는 예쁜 모델들을 보면 무의식적이긴 하지만 부러운 마음이 들지 않나요?

'어딜 가든 사랑받겠지?'

'정말 날씬하네, 부럽다.'

이런 생각을 하면서 말이에요.

분명 모델들은 어디에서나 누구에게나 사랑받을 거예요. 그 부분은 저도 인정하겠습니다. 솔직히 정말 부럽습니다!

하지만 '날씬해서 좋겠다….' 하고 부러워할 필요는 없습니다. 의료 종사자로서 그들을 면밀하게 관찰한 결과 장에 관해서는 다양한 위험신호를 발견할 수 있었거든요.

겉으로 보기에 모델들은 날씬하고 건강해 보입니다. 하지만 앞서 말했듯이 **보기에 날씬한 몸과 장의 위치는 완전히 별개의 문제**입니다. 날씬해서 부러움을 사는 모델들도 알고 보면 장이 처질 대로 처져서 심하게 오염된 경우가 적지 않습니다.

그런 상태는 어떻게 알 수 있을까요? 체크포인트는 두 가지입니다.

① 아랫배가 볼록 튀어나왔는가?
② 배꼽 라인이 '못생긴 가로 배꼽'인가?

둘 중 하나라도 해당되는 모델은 장이 처졌거나 오염된 것입니다.

사실 저는 지금껏 많은 모델의 장을 봐왔습니다. 에스테틱을 막 시작했을 무렵 감사하게도 모델분들이 많이 방문해주었거든요.

제가 놀란 건 젊고 건강해 보이는 모델들이 심한 변비로 고생하는 등 생각보다 건강하지 못하다는 사실이었어요. 그녀들을 만나고 장이 처진 모델이 많다는 것을 통감하게 되었습니다.

그녀들에겐 공통점이 있었습니다.

바로 '말라야 한다!'는 일념 아래 과도하게 식단 조절을 했거나 설사를 유도했다는 점입니다.

다이어트를 하려고 설사를 자꾸 유도하면 장은 '무력한 상태'를 기억하게 됩니다. '음식물이 들어오면 자발적으로 연동운동을 시작해 배출한다'는 자연스러운 섭리를 잊고 약이 없으면 절대 움직이지 않게 되는 것이죠.

게다가 안타깝게도 **설사의 부작용으로 장이 늘어나게 됩니다.** 고무줄이 끊어진 팬티처럼 자꾸만 흘러내리죠. 그리고 끊어진 팬티 고무줄처럼 한번 잃어버린 탄력은 다시 되돌릴 수 없습니다.

그러니 다이어트를 하겠다고 설사를 유도해서는 안 되겠죠? 일시적으로 얻게 되는 만족감에 비해 잃는 것이 너무 크니까요.

장 스트레칭을 통해 안전하고 건강하게 뱃살을 빼시길 바랍니다.

입으로 뀌는 '역류성 슈퍼 방귀'

당신이 생각지도 못한 부분에서 장을 오염시켜 처지게 만들 수도 있습니다.

남자친구 집에 놀러 가서 방귀를 참느라 진땀을 뺐다는 이야기를 종종 듣습니다. 그래서 어떻게 했느냐고 물으면 "창피하지만 화장실에 가서 소리를 죽여 몰래 뀌고 나온다."라고 이야기하는 분도 계시고 "항문에 힘을 꾹 줘서 방귀를 끝까지 참는다."라고 하는 인내심 강한 분도 계십니다.

하지만 방귀를 참는 것은 건강에 해롭습니다. **방귀를 참으면 가스가 역류해 입으로 나올 수 있기 때문**입니다.

역류성 가스가 장 내벽을 오염시키면 그로 인해 흡수력이 약해져 음식 찌꺼기가 쌓이면서 장은 점점 더 처지게 되죠.

창피해서 방귀가 나오는 걸 숨기려는 사람의 심리가 사실은 장을 처지게 만들어 건강과 미용을 해치는 꼴입니다.

이렇게 아이러니한 비극이 대체 어디 있을까요!

방귀(=가스 배출)를 참으면 가스 때문에 항문에 압력이 가해져 장이 빵빵해지는데, 가스가 포화 상태에 이르면 장에서 식도로 올라와 입을 통해 밖으로 배출됩니다.

그렇게 배출된 가스는 트림과 비슷해서 트림인지 방귀인지 구별하기가 쉽지 않습니다.

아름다운 외모와 건강을 위해서라도 방귀를 참지 마세요.

당신이 방귀를 뀌고 귀엽게 사과 한마디 건넸을 때 웃으며 넘기는 사람과 건강한 관계를 맺을 수 있다면 정말 좋겠네요.

헉! 배꼽에서 고릿한 발 냄새가…

장이 느슨해지는 줄도 모르고 설사와 방귀를 참는 잘못된 인내심에 이어 한 가지 더 무서운 이야기를 해드릴게요.

'배꼽에서 이유 모를 고릿한 발바닥 냄새 같은 것이 난다!'

이런 소름 돋는 에피소드가 있습니다.

장이 처지면 장속에 노폐물이 쌓이고 혈류도 점점 나빠집니다. 그러니 갈수록 점점 더 노폐물이 쌓이고 무거워져 장이 처지는 악순환이 일어납니다.

장속이 악취(가스)로 가득 차 있어서 그 일부가 방귀로 배출되는 것이죠. 하지만 방귀로 배출되지 못한 악취(가스)는 장 내부가 좁아지면 밖으로 나가기 위해 다양한 길을 모색합니다.

쉽게 생각할 수 있는 길로는 앞서 말한 '입'이 있겠죠. 악취는 트림이나 입 냄새 등을 통해 밖으로 나갑니다. 또 **'배꼽'이라는 의외의 길을 통해서도 조금씩 밖으로 배출됩니다.**

어떻게 이런 사실까지 아느냐면 많은 환자의 장을 가까이서 마주하며 그 문제와 끊임없이 싸워왔기 때문이에요.

특히 변비외래 환자의 경우 장 마사지를 할 때 배꼽에서 냄새가 나는 경우가 많습니다. 하지만 장 스트레칭을 꾸준히 해서 장의 위치가 높아지면 냄새는 거짓말처럼 사라집니다!

소리 없이 뀌는 방귀가 몸을 처지게 한다

방귀를 참지는 않는데 소리 없이 '피슉' 하고 뀌진 않으시나요? **소리 없는 방귀**도 장 리프팅 측면에서 보면 사실 바람직하지 않답니다. "뿡!" 하고 시원하게 뀌는 건강한 방귀가 몸에는 훨씬 좋습니다.

이유는 모르겠지만 방귀가 그냥 소리 없이 나와버리는 경우 자각증상이 없더라도 변비를 의심해보아야 합니다. 장 내부에 여유 공간이 없어서 똥(음식 찌꺼기)의 틈을 비집고 소리 없는 방귀가 새어 나오는 것일 가능성이 크기 때문입니다.

방귀가 나오려 할 때는 상황이 허락된다면 되도록 시원하게 힘주어 뀌세요.

소리 없는 방귀 말고도 주의해야 할 것이 있는데 바로 **나눠 뀌는 방귀**입니다. 방귀를 일부러 나누어 뀜으로써 그 세기를 줄이는 거예요.

나눠 뀌는 방귀는 사실 **장을 일부러 괴롭히는 것과 마찬가지**랍니다. 장뿐만 아니라 항문 안까지 가스가 쌓여 힘들어지거나 장속 어딘가에 부담을 주어 다른 곳에 나쁜 영향을 미치거든요.

나눠 뀌는 방귀가 위험하다는 발상은 '할부'에 빗대어 설명하면 이해하기 쉽습니다.

신용카드를 할부로 긁으면 수수료가 붙죠. 1회 지불액은 적지만 총금액을 보면 부담액이 늘어나게 됩니다.

방귀도 마찬가지예요. 그러니 방귀만큼은 통 크게 뿡! '일시불'로 하자고요.

오염된 장의 폐해 세 가지, 살찌고 붓고 나른하고!

혹시 '죽음의 사중주(콰르텟)'라는 말을 들어본 적 있나요?

젊은 분에겐 익숙하지 않은 표현일 수 있지만 앞으로의 인생에 피가 되고 살이 되는 이야기니 한번 해볼게요.

의료 현장에서는 '비만, 고혈압, 고지혈증, 당뇨병' 이렇게 네 가지 생활습관병을 묶어 '죽음의 사중주'라고 표현합니다. 왜 이런 섬뜩한 이름이 붙었을까요?

바로 이 질병들이 서로 깊은 관계를 맺고 있어 한 가지 질병에 걸리면 다른 질병까지 쉽게 발병할 수 있기 때문입니다. 그렇게 질병이 네 가지나 겹치면 '사중주'가 되는 것이죠.

장에서도 사실 비슷한 연쇄반응이 나타납니다.

처진 장의 폐해를 'n중주'로 표현해본다면 **살찌고, 붓고, 나른한** 증상이 **'처진 장의 우울한 삼중주'**라 할 수 있겠네요.

처진 장은 다른 장기까지 끌어 내려 직접적으로 온몸에 '처짐' 현상이 나타납니다. 또 장이 본래의 기능을 다하지 못해 **① 혈류 이상이 생기고 ② 대사가 나빠지고 ③ 부종이 생기고** (수분 과다 축적) **④ 몸이 차가워지고 ⑤ 노폐물이 쌓이고 ⑥ 똥도 쌓이게 됩니다!**

그래서 살이 찌고, 붓고, 똥과 노폐물 등이 쌓여 몸과 마음이 상쾌하지 못하므로 나른한 불쾌함을 느끼는 것입니다. 이 세 가지 증상도 서로 결합해 중증으로 발전하기 쉬운 관계라 할 수 있습니다.

이들의 삼중주는 결코 기분 좋게 들리지 않습니다. 장이 처진 사람에게는 끈질기게 들러붙어 불쾌하기 짝이 없는 '삼중고'니까요.

피부 트러블도 장 때문이다

심지어 장이 처지면 피부에도 트러블이 생깁니다!

감추려 하면 할수록 도드라지는 피부 트러블만큼 신경 쓰이는 것도 없죠.

맨얼굴에는 장의 상태가 그대로 나타납니다. **'피부는 장 건강의 지표'**라는 말도 그래서 생겨난 표현입니다.

어떻게 장과 멀리 떨어져 있는 얼굴의 피부가 장과 깊은 관련이 있을까요?

바로 장이 처지면 장 내부에 쌓인 음식 찌꺼기가 제대로 배출되지 않은 채 온몸을 휘젓고 다니기 때문입니다. 그리고 그 종착지가 어디냐에 따라 노폐물이 초래하는 트러블의 이름이 달라집니다.

노폐물이 혈류를 타고 얼굴 피부로 흘러가면 피부 트러블 등의 원인이 됩니다. 노폐물이 피부에 쌓이면서 밖으로의 수분 배출이 어려워져 피부가 건조해지는 경우도 있습니다. 또 혈류를 타고 머리로 흘러가면 탈모 등의 원인이 됩니다.

장 위치에 따라 피부 미인이 될 수 있는지 아닌지가 결정된다니 놀랍지 않나요?

여러분도 장이 처지면서 쌓인 노폐물이 피부에 악영향을 미쳐 피부 트러블이 생긴다는 점을 잊지 마세요. 이제 여드름과 건성 피부 등 다양한 피부 트러블을 화장으로 꼼꼼하게 가리기 바빴던 과거와 이별하고 장 리프팅에 힘써봅시다!

고혈압도 장 때문이라고?

젊은 사람들은 그다지 흥미가 없을 수도 있지만 **고혈압**과 **당뇨병** 같은 생활습관병에 대해서도 할 말이 많아요.

먼저 고혈압부터!

계속 장이 처진 상태로 살아온 사람은 고혈압이 올 가능성이 큽니다.

장이 처지면 장 이외의 내장까지 함께 끌려 내려가 전체적으로 처지기 쉽다고 했죠. 그럼 내장은 물론이고 몸 전체 혈류에 이상이 생깁니다. 본래 있어야 할 장소에 있지 못하고 어긋나버렸기 때문에 당연히 수행해야 할 본래의 기능도 다하지 못해서 이상이 생기는 거예요.

혈류에 이상이 생기면 혈압이 높아집니다.

혈류량도 적은데 힘까지 약해지면 우리 몸의 펌프 역할을 하는 '심장'이 더 열심히 펌프질을 해서 혈압을 억지로 높이고 체내 혈액순환을 개선하려 하거든요.

따라서 고혈압이 오면 심장에는 엄청난 부담이 가해집니다.

평소에 혈압이 높으면 사소한 행동 때문에 혈압이 더욱 상승해 혈관이 뚝 끊어져버릴 수도 있어요.

예를 들어 똥이 잘 나오지 않아 순간적으로 힘을 빡 줄 때! 폐에 있던 혈액이 순식간에 심장으로 보내져 급격히 혈압이 상승합니다. 그럼 뇌혈관에 강한 압력이 가해져 혈관이 끊어지고 뇌졸중이 올 수 있습니다.

배에 힘을 주는 시간을 줄이기 위해서 힘을 강하게 주지 않아도 매일 쾌변할 수 있도록 장을 끌어 올려 변비를 해소하는 것이 얼마나 중요한지 아시겠죠?

날씬하지만 고혈당인 사람

이어서 당뇨병을 살펴볼게요.

계속 장이 처진 상태로 살아온 사람은 당뇨병에 걸릴 가능성이 높은데 그건 바로 '인슐린'이라는 호르몬 때문입니다.

인슐린은 췌장에서 분비되는 호르몬입니다. 식사 후 혈당치가 높아지면 췌장이 인슐린을 분비해 혈당치 상승을 억제하죠.

이때 "인슐린을 지금 당장 분비해!" 하고 명령하는 것이 바로 소장입니다. 소장에 음식물이 들어온 순간부터 소장의 '인슐린 분비 명령 센서'가 작동해 췌장에 신호를 보내요.

하지만 장이 처진 사람은 소장 기능이 전반적으로 뚝 떨어진 상태입니다. 물론 인슐린 분비 명령 센서의 상태도 정상이 아니겠죠.

그 결과 인슐린 분비가 늦어지거나 과도하게 분비되면 당 조절에 문제가 생기고 당뇨병에 걸릴 수 있습니다.

반대로 장 위치가 높으면 장이 정상적으로 기능하기 때문에 행복 호르몬인 세로토닌이 분비되어 마음이 평온하고 혈당치도 안정적입니다.

세로토닌이 정상적으로 분비되면 식욕이 폭발하지 않아 TV를 볼 때 무아지경으로 감자칩 집어 먹기, 매일 초콜릿 바 하나씩 먹기, 디저트 폭식 등을 하지 않게 됩니다. 따라서 당뇨병과 거리가 먼 생활을 할 수 있어요.

이렇게 혈압과 혈당치 모두 장 위치에 영향을 받습니다.

장 스트레칭으로 장 건강을 챙기면서 고혈압과 당뇨병도 미리미리 예방합시다.

배 아래쪽에서 시작되는 냉증과 피로

여성과는 떼려야 뗄 수 없는 문제가 바로 냉증과 피로입니다. 대체 이런 문제가 어디에서 시작되는지 알고 계신가요?

바로 배 아래쪽에 있는 '골반저근군'입니다.

골반저근군이란 직장, 방광, 자궁 등 아랫배의 장기를 지탱하는 근육을 통칭하는 말입니다. 여성에게만 있는 근육이죠.

이 골반저근군이 쇠퇴하면 변비와 요실금, 성교통 등 '들어오고 나가는' 과정이 필요한 여러 가지 상황에 문제가 생깁니다.

냉증도 골반저근군이 처지고 느슨해져 발생하는 경우가 많습니다.

원래 냉증은 장이 처지는 바람에 등 쪽 큰 혈관이 압박을 받아 혈류에 이상이 생기면서 나타나기도 합니다. 골반저근군이 밑에서 장을 제대로 지탱하지 않으면 혈류가 점점 악화되어 냉증이 개선될 수 없죠. 그래서 골반저근군을 철저히 단련해야 합니다.

골반저근군도 다른 근육과 마찬가지로 따로 관리해주지 않으면 노화와 중력의 영향을 받아 쇠퇴할 수밖에 없습니다.

장 스트레칭 방법 중에는 골반저근군을 포함해 장을 둘러싼 '근육 포위망'에 효과적인 자극을 주는 스트레칭도 있어요. 냉증뿐 아니라 변비나 피로감 때문에 고생하는 분들도 꼭 따라 해보세요.

생리통이 심하다는 건 정상이 아니다!

'생리통이 있는 게 뭐가 이상해?'

'생리통 때문에 매달 진통제를 복용하는 게 뭐가 문제야?'

이런 질문을 하고 싶으실 텐데 얼마든지 환영입니다.

장은 생식기관과 아주 가까운 곳에 있기 때문에 **장의 상태가 생식기관에 영향을 주는 경우가 적지 않습니다.**

생리통이 심하다면 먼저 그 원인을 생각해볼까요?

근종 같은 지병이 없는데 진통제를 늘 갖고 다녀야 할 만큼 생리통이 심한 경우 숨은 이유가 있을 가능성이 있습니다.

예를 들어 '혈액순환장애'와 그로 인한 '냉증'이 있죠. 그리고 이보다 더 의심스러운 것은 바로 장이 처지지 않았느냐 하는 점입니다. 장이 처지게 되면 물리적으로 그 아래에 있는 자궁이 압박을 받아 생리통과 불임 등의 다양한 문제가 생길 수 있기 때문이에요.

이런 경우 장을 끌어 올리면 대부분 증상이 호전됩니다.

애초에 받지 않아도 되는 압력을 생각지도 못한 곳에서 받는 셈이니 쓸데없는 통증이 생기고 기능이 저하되는 것도 당연합니다.

예전에 제가 에스테틱에서 관리했던 50대 고객 D씨는 장 스트레칭을 열심히 한 결과 자궁근종의 크기가 줄어들었습니다. 장이 자궁을 압박해 부하를 주고 있던 거예요.

심각한 생리통과 자궁근종 등은 부인과 치료를 꼭 받아야 하는 질병입니다. 하지만 의사가 특별히 발견된 것은 없다든가 병명이 없다고 한다면 일단 장 스트레칭을 해보세요.

특히 매달 생리통 때문에 진통제를 복용하는 여성들에게는 장 스트레칭을 강력히 추천합니다.

진통제는 내성이 생기면 소량으로는 약효가 없어 복용량을 점점 늘려야 하거나 생각지 못한 부작용이 나타날 위험이 있기 때문입니다.

처진 장이 자궁에도 예상 밖의 악영향을 끼친다는 점, 잊지 말고 꼭 기억해두세요.

지금이 바로
장을 제자리로 되돌릴 때!

2장에서는 장이 처지면 어떤 일이 벌어지는지, 다양한 신체적 문제를 살펴봤습니다.

그럼 이제 장이 처지지 않도록 하루 15초 집중적으로 스트레칭을 해 인생을 확 바꿔볼 차례겠죠?

3장에서는 드디어 장 스트레칭 방법이 나옵니다!

장 스트레칭의 놀라운 효능은 장 리프팅이 우리 몸은 물론이고 마음에까지 영향을 미친다는 사실에 있습니다.

장이 본래 있어야 할 자리로 돌아가면 장 주변의 내장 기관도 자연스레 제자리를 찾게 되고 훨씬 더 건강하게 제 역할을 하게 됩니다.

소장 한쪽 벽면을 코팅하고 있는 노폐물과도 안녕입니다.

근육과 지방으로 구성된 우리 몸도 전체적으로 제자리를 찾습니다. 너무 뚱뚱하지도 너무 마르지도 않게 되는 거예요.

장 리프팅뿐 아니라 부위별 리프팅 방법도 알려드릴게요.

볼륨업, 애플힙, 날씬한 몸매 등 당신의 간절한 소망을 이룰 수 있습니다!

게으른 사람, 너무 바쁜 사람, 운동을 싫어하는 사람…. 이렇게 '답이 없는 사람들'도 대환영입니다.

'숨만 쉬어도 살이 빠진다!'는 둥 **'잠만 잤는데 살이 빠진다!'**는 둥 말도 안 되는 것 같은 방법으로 장 위치를 높이고 원하는 부위를 슬림하게 만들 수 있습니다.

2주 후에 수영복을 입어야 해서 앞이 캄캄한 여성들에게 딱 맞는 코스도 준비했습니다.

"난 지금 생리 중이니까 아쉽지만 그냥 옷 입고 여기서 구경할게…."

이런 가슴 아픈 거짓말은 더 이상 하지 않아도 됩니다.

15초만 투자하면 각 신체 부위에 눈에 띄게 탄력이 붙는 장 스트레칭!

하면 할수록 원하는 곳이 점점 날씬해질 거예요. 잠깐의 시간을 투자해 이상적인 몸매를 한번 만들어볼까요? '잘록한 허리'와 쏙 들어간 '납작한 배'도 더는 꿈이 아니에요!

제3장

하루 15초로 온몸에 탄력이 살아나는 기적의 장 스트레칭

중요한 점은 한 번 더 강조하기!
장은 위치 선정이 9할

기본적으로 장은 '늘어나고, 당겨지고, 처지는' 숙명을 짊어진 근육 기관이라고 했습니다. 그러니 장 전체를 자극하는 스트레칭을 해주어야 장이 처지는 것을 막을 수 있습니다.

장 스트레칭은 말 그대로 장에 직접적인 영향을 미칩니다. 게다가 **장 이외의 다른 곳까지, 심지어 선별적으로 끌어 올릴 수 있다**는 엄청난 덤이 주어지죠.

'쇼핑몰에서 1,000원짜리 물건을 샀는데 300만 원 상당의 하와이 여행권에 당첨된 것!'과 같은 정도라 보면 됩니다.

장내 환경을 개선하기 위해 장 내부를 자극하는 운동법은 아주 많습니다. 하지만 우리가 정말 주목해야 하는 것은 바로 '장의 위치'입니다.

우선 장의 생김새부터 바로잡아야 합니다. 그러면 장의 내부까지 함께 개선할 수 있습니다.

장은 무조건 생김새가 중요합니다. 그야말로 철저한 외모지상주의인 셈이죠. 겉으로 보기에 그 위치가 높으면 내부가 엉망진창이더라도 일단 OK! 장을 한껏 끌어 올리는 것을 목표로 장 스트레칭을 해봅시다.

기억하세요. 장은 위치 선정이 9할, 일단 높으면 장땡입니다!

기본 장 스트레칭 +부위별 장 스트레칭

이제 장 스트레칭 방법을 구체적으로 소개해보겠습니다. 장 스트레칭은 크게 '기본 장 스트레칭'(2가지)과 '부위별 장 스트레칭'으로 나뉩니다.

기본 장 스트레칭의 주된 목표는 **'쾌변, 장 리프팅, 다이어트'** 입니다. 목표 체중에 도달할 때까지 혹은 이상적인 체형에 가까워질 때까지, 가능하다면 매일 꾸준히 하는 것이 좋습니다.

여기에 부위별 장 스트레칭까지 한다면 더할 나위 없죠! 수차례 강조했지만 장을 끌어 올릴 뿐 아니라 원하는 부위도 끌어 올릴 수 있습니다.

다시 말해 쾌변×장 리프팅×다이어트라는 세 가지 효과를 한꺼번에 얻는 것이죠. 쏙 들어가 탄탄한 배, 가녀린 팔뚝, 쭉 뻗은 다리! 나올 곳은 나오고 들어갈 곳은 들어간 '장腸 미인'이 될 수 있습니다.

하루 15초씩 2주 동안 집중적인 장 스트레칭으로 극적인 몸의 변화를 경험해보세요. 절대 체중 감량으로 끝이 아니에요. 원하는 부위를 골라 살을 빼거나 중력을 거스르게 만들 수도 있죠.

이런 꿈같은 이야기가 대체 어디 있을까요? 목표 체중은 딱히 없지만 살은 빼고 싶은 분이 계시다면 일단 2주 동안 기본 장 스트레칭과 맘에 드는 스트레칭을 꾸준히 해보세요. 분명 그 효과를 실감할 수 있을 거예요.

그럼 먼저 꽉 끼는 벨트와 브래지어, 보정 속옷 등 몸을 졸라매고 있는 것들을 벗어버리세요. 그리고 가능한 한 맨발로 하는 것이 좋습니다. (아인슈타인 스트레칭은 신발을 신어도 괜찮아요!)

하지만 지나친 운동은 금물이에요! 만약 통증이 느껴진다 싶으면 중단하는 것이 좋습니다. 절대 다치지 않도록 주의해야 합니다.

만약 목표 체중이나 체형에 도달하지 못하더라도 현 상태를 유지하기 위해 짬이 날 때마다 원하는 스트레칭을 골라서 해보세요!

스트레칭 방법은…

기본 장 스트레칭 2가지 (목표 기간: 2주)

- 장을 끌어 올려 배변이 용이한 상태를 만들어서 체중을 감량하는 것이 주목적!
- 목표 체중에 도달할 때까지 또는 부위별 장 스트레칭을 통해 원하는 부위가 슬림해질 때까지 꾸준히 하기!
- '하루에 n회까지' 등의 횟수 제한은 없음!

+

빼고 싶은 부위가 있다면…

부위별 장 스트레칭 (목표 기간: 2주)

- 장을 끌어 올려 특정 부위에 처지지 않으면서 확실한 슬리밍 효과를 주는 것이 주목적!
- 자신이 생각하는 이상적인 체형이 될 때까지 꾸준히 하기!
- '하루에 n회까지' 등의 횟수 제한은 없음!

★ 다치지 않도록 주의하세요.
★ 무리하지 말고 통증이 있는 경우에는 즉시 중단하세요.

내보낼 것을 내보내는 준비운동

기본 장 스트레칭

먼저 장을 끌어 올림으로써 배변이 용이해져 '쏙 들어가고 탄탄한 배'를 만들 수 있는 스트레칭 방법 2가지를 소개하겠습니다. 호흡을 깊게 들이쉬고 내쉬며 옆구리를 자극해주는 동작입니다.

날씬해지는 첫 단계는 누가 뭐래도 '똥을 잘 싸는 것'입니다(1일 3회가 가장 바람직함).

남몰래 변비로 고통 받는 사람들이 의외로 아주 많죠. '이건 똥이 잘 나오게 하는 마법이야!' 하고 생각하면서 해보세요.

쾌변을 통해 살이 잘 빠지는 체질을 만든다는 의미도 있으니 정말 '기본' 장 스트레칭이 맞는 것 같죠?

기본 장 스트레칭 ❶ — 들이마시고 내쉬기만 해도 살이 쏙!

◆ 더블프레스 스트레칭

(복식호흡과 흉식호흡을 동시에 하는 스트레칭!)

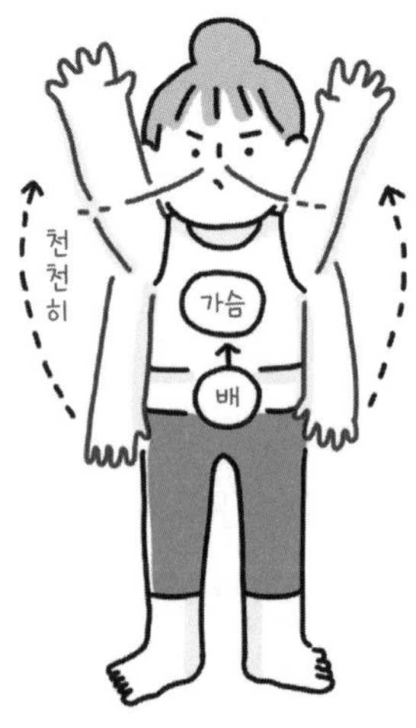

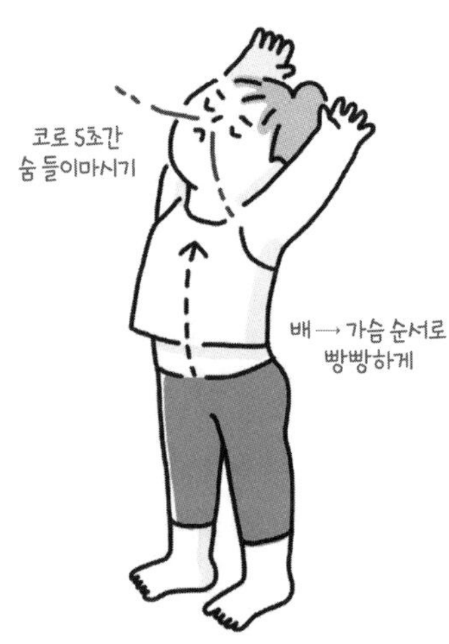

① 두 발을 어깨너비로 벌리고 선다. 손은 허벅지 위에 둔다.

② 두 손을 천천히 들어 올리면서 코로 5초간 숨을 들이마신다.(팔의 움직임에 맞춰서 '배 → 가슴' 순서로 들이마신다.)

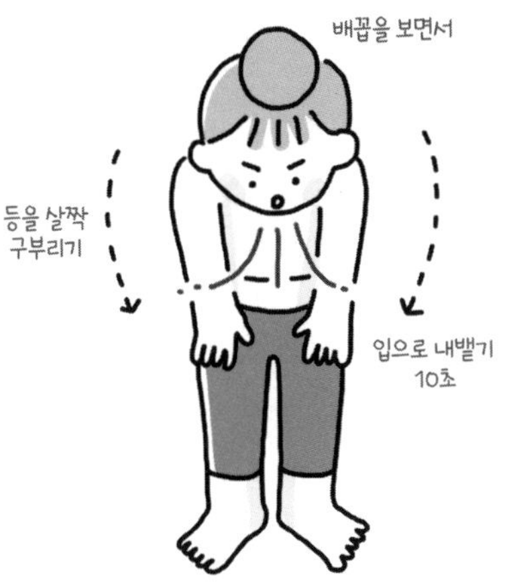

③ 팔을 천천히 내리면서 팔의 움직임에 맞춰 '가슴 → 배' 순서로 10초간 입으로 숨을 내쉰다. 팔을 아래로 늘어뜨리고 배꼽이 보일 때까지 상체를 서서히 굽힌다.

④ 숨을 내쉰 후 상체를 일으켜 자세를 바로 하고 코로 숨을 들이마신다.(공기가 배와 흉곽으로 한꺼번에 쑥 들어간다.)

기대되는 효과와 원리

- '복식호흡'을 하면 배가, '흉식호흡'을 하면 가슴이 올라간다. 이때 장도 함께 올라간다.
- 의식적으로 호흡을 함으로써 자율신경이 제 기능을 하게 된다.
- 깊게 호흡함으로써 온몸의 혈류가 원활해지고 장운동이 활발해진다.

더블프레스 스트레칭의 ②, ③이 어려운 사람은 복식호흡과 흉식호흡을 나누어서 해봅시다!

1. 복식호흡 스트레칭

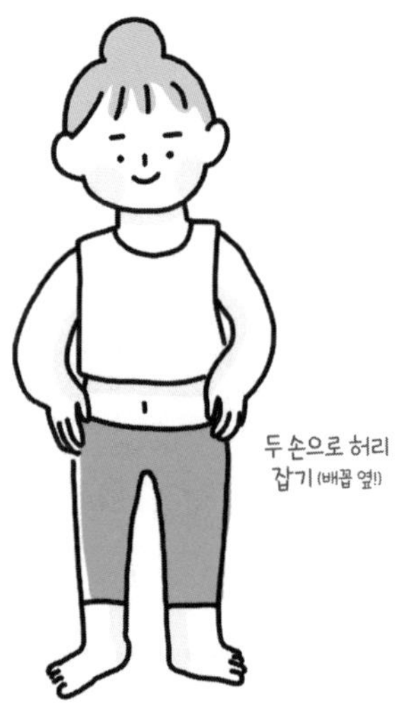

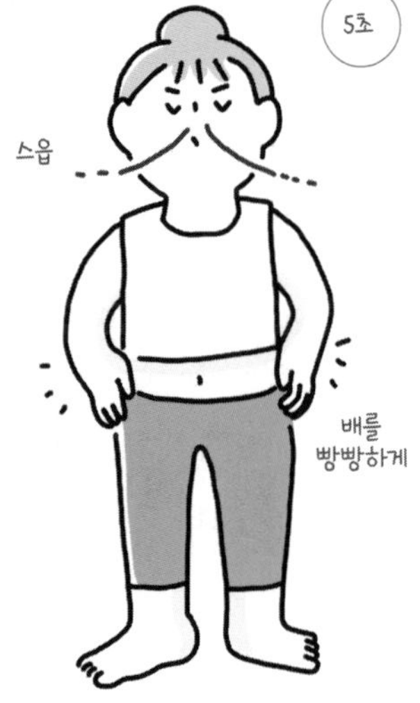

① 두 발을 어깨너비로 벌리고 선다.
② 두 손을 허리(배꼽 옆)에 얹는다.

③ 코로 5초간 숨을 들이마시면서 배를 빵빵하게 만든다.

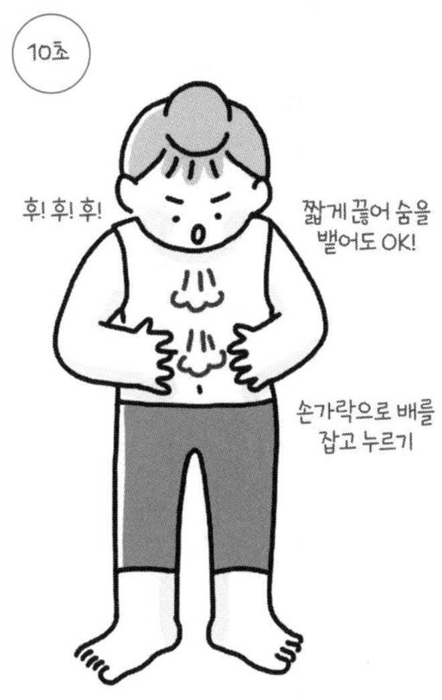

④ 입으로 10초간 숨을 내쉬면서 손가락으로 배를 찌부러뜨리듯 누른다. (잘 모르겠으면 숨을 짧게 '후! 후!' 뱉어도 좋다.)

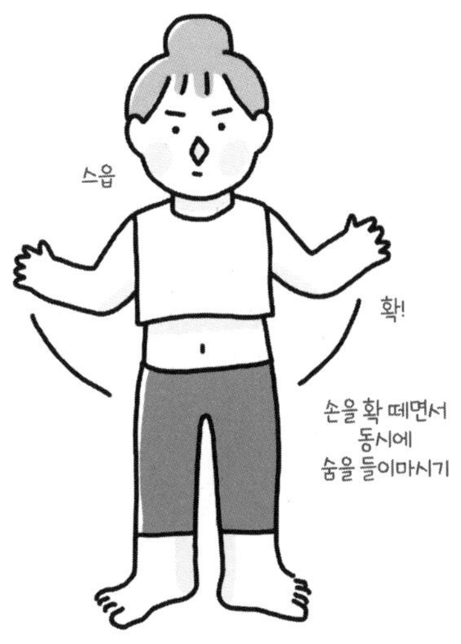

⑤ 숨을 내쉰 상태에서 배에 댄 손을 순간적으로 떼면서 동시에 숨을 들이마신다. (공기가 배 속으로 쑥 들어간다.)

2. 흉식호흡 스트레칭

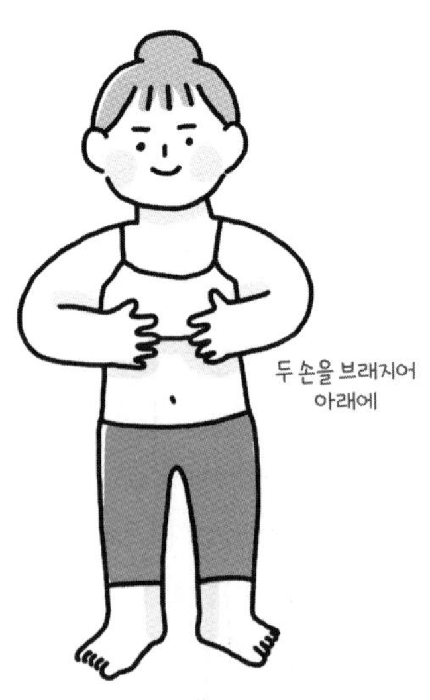

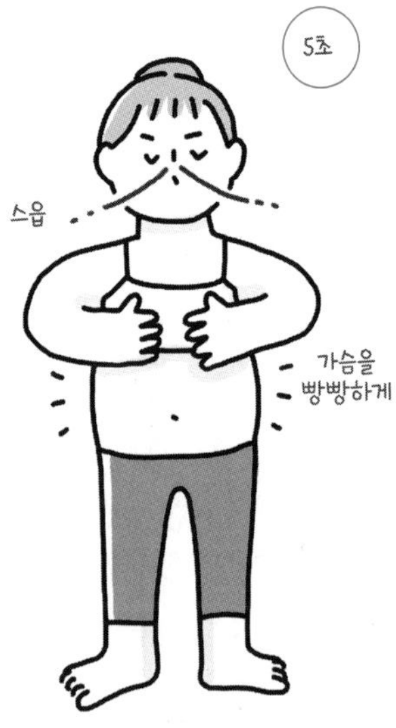

① 두 발을 어깨너비로 벌리고 선다.
② 두 손을 옆구리 위쪽에 얹는다. (브래지어 밑단 정도)

③ 두 손을 옆구리에 댄 상태에서 코로 5초간 숨을 들이마셔 가슴(흉곽)을 빵빵하게 만든다.

10초
후우
꾹 가슴을
찌부러뜨리듯

스읍
확!
손을 확 떼면서
동시에
숨 들이마시기

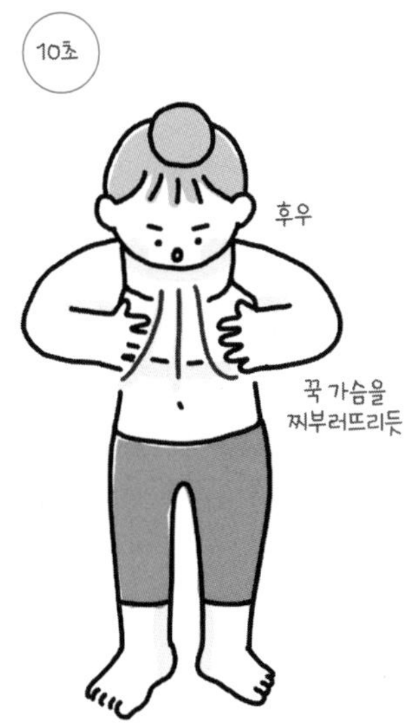

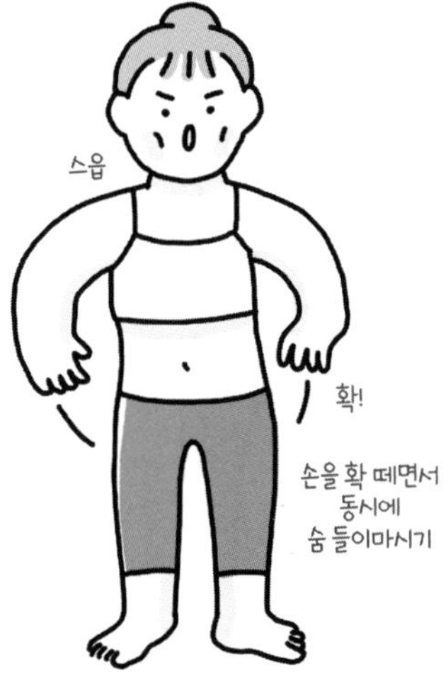

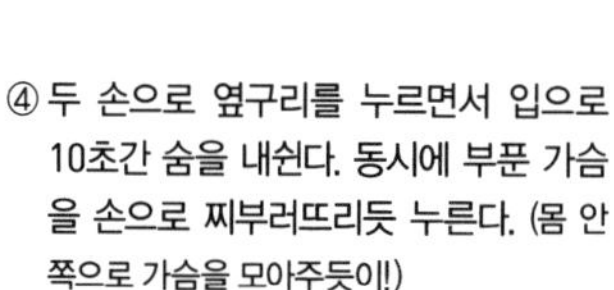

④ 두 손으로 옆구리를 누르면서 입으로 10초간 숨을 내쉰다. 동시에 부푼 가슴을 손으로 찌부러뜨리듯 누른다. (몸 안쪽으로 가슴을 모아주듯이!)

⑤ 숨을 다 내쉰 후 옆구리에 댄 손을 순간적으로 확 떼면서 동시에 숨을 들이마신다. (공기가 흉곽으로 쑥 들어간다.)

기본 장 스트레칭 ❷ – 초간단 똥 배출법

◆ 미안합니다 스트레칭

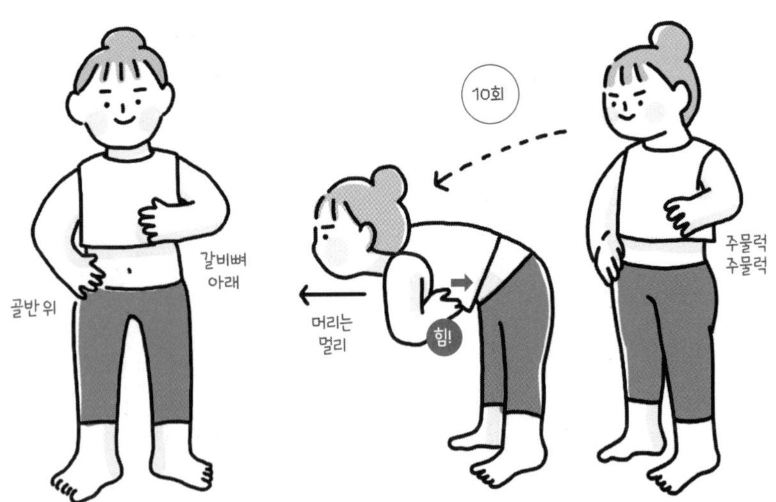

① 두 발을 어깨너비로 벌리고 선다.
② 오른손을 골반 위에 얹고 왼손을 갈비뼈 아래에 얹는다.

③ 90도로 인사하듯이 상체를 천천히 숙였다가 일어나는 동작을 10회 반복한다. 머리를 최대한 멀리 밀어낸다는 느낌으로 '1, 2, 3, 4…' 숫자를 세며 반복한다. (앞으로 숙였을 때는 힘을 주어 배가 쏙 들어가게 한다.) 상체를 숙일 때 두 손으로 옆구리를 주무른다.

왼손을 조금씩
내리면서
10회째에는 오른손과
똑같은 위치에!

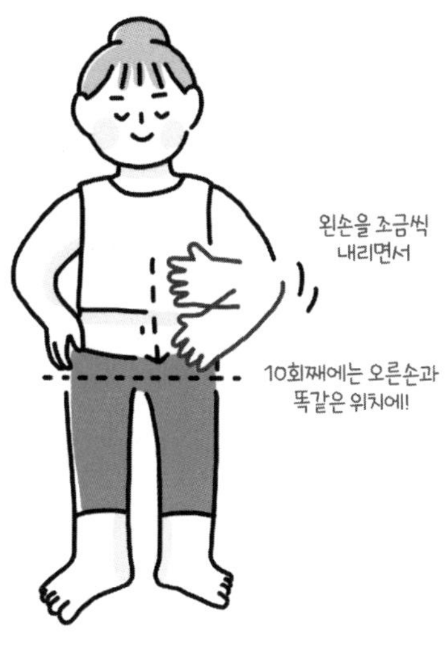

※ 총 10회 동안 왼손 위치를 천천히 골반까지 옮기면서 문지른다.
마지막에는 두 손 모두 골반 위치에 얹은 상태가 되도록!

기대되는 효과와 원리

· 상체를 숙이거나 옆구리 마사지를 함으로써 배변을 촉진한다.
· 변비가 해소되는 등 노폐물의 독소가 제거되면서 장 위치가 높아진다.
· 장요근(허리에 있는 근육)과 대둔근(엉덩이 근육), 햄스트링(허벅지 뒤쪽 근육) 등이 이완되면서 몸 전체가 부드러워진다.

원하는 곳이 UP! UP!

부위별 장 스트레칭

기본 장 스트레칭을 하면 장 위치가 점점 높아지고 체중도 빠지기 시작합니다. 이때 부위별 장 스트레칭도 함께하면 좋아요.

팔과 다리는 그렇다 쳐도 복부는 좀 뺐으면 좋겠다고 생각하는 사람들도 있습니다. 그런 분을 위해 장 위치를 높이면서 빼고 싶은 부위를 집중 공략하는 부위별 스트레칭 방법도 소개해드릴게요.

기본 장 스트레칭과 부위별 장 스트레칭을 함께하면 그 효과는 배가 됩니다. 변비로 고생했던 제가 시행착오 끝에 개발한 부위별 스트레칭을 여러분도 한번 해보세요!

▹▹MENU◃◃

- 엉덩이가 고민인 사람은 ···› 136쪽의 고무 인간 스트레칭!
- 가슴이 고민인 사람은 ···› 138쪽의 폴더 인사 스트레칭!
- 등살이 고민인 사람은 ···› 140쪽의 와이퍼 스트레칭!
- 볼록 나온 배가 고민인 사람은 ···› 142쪽의 곁눈질 스트레칭!
- 가늘게 쭉 뻗은 다리를 원하는 사람은 ···› 144쪽의 플라밍고 스트레칭!
- 작은 얼굴을 원하는 사람은 ···› 146쪽의 아인슈타인 스트레칭!
- 덜렁거리는 팔뚝이 고민인 사람은 ···› 148쪽의 거꾸로 깍지 스트레칭!

힙업 — 나도 애플힙이 될 수 있다!

◆ 고무인간 스트레칭

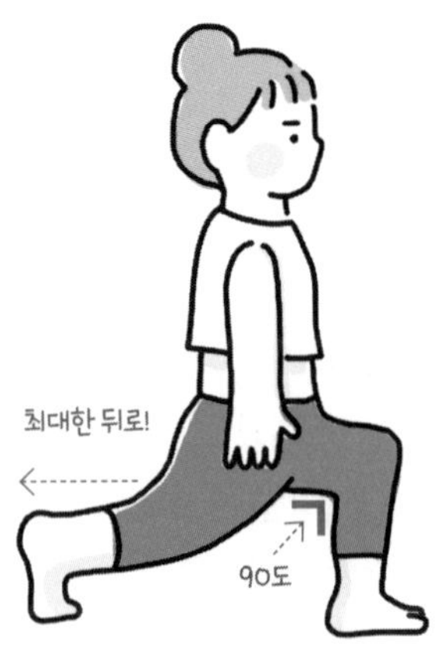

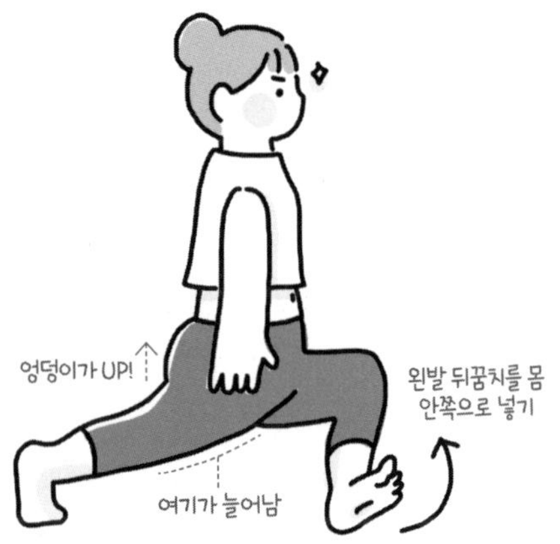

① 두 발을 어깨너비로 벌리고 선다.
② 왼발을 앞으로 한 발짝 내밀고 왼쪽 무릎을 약 90도로 굽힌 채 허리를 낮춘다. 오른발은 뒤쪽으로 최대한 뻗는다.

③ 오른쪽 허벅지 앞부분(대퇴직근)이 늘어나는 것을 의식한다. 힙업된 상태를 머릿속으로 그려본다. 왼발 뒤꿈치를 몸 안쪽으로 넣으면 엉덩이가 좀 더 올라간다. (※여기까지만 해도 효과는 충분해요!)

5초
정지
오른손
높이 들기
여유가 된다면
손바닥을 바라보자!

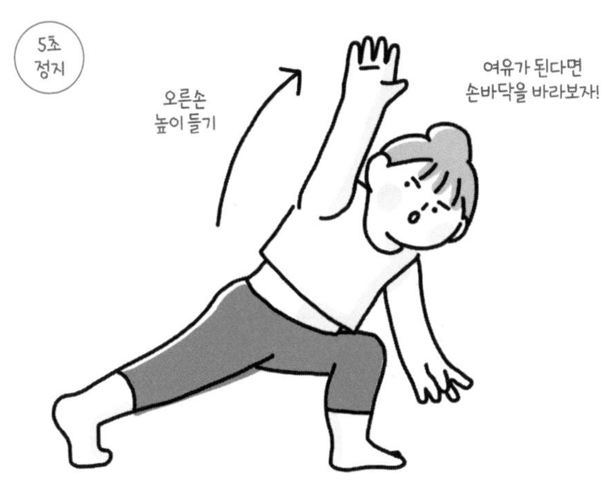

④ 오른손을 위로 높이 뻗어 5초간 정지한다. (여유가 있다면 상체를 왼쪽으로 끝까지 숙인 후 정지!)

⑤ 반대쪽도 똑같이 실시한다.

기대되는 효과와 원리

- 복부를 늘려줌으로써 복사근(옆구리)과 복직근(복부 정면)을 단련해 장 위치가 높아진다.
- 장은 물론이고 엉덩이까지 탄력 있게 올라간다.

볼륨업 – 가슴이 하늘을 우러러보도록!

◆ 폴더 인사 스트레칭

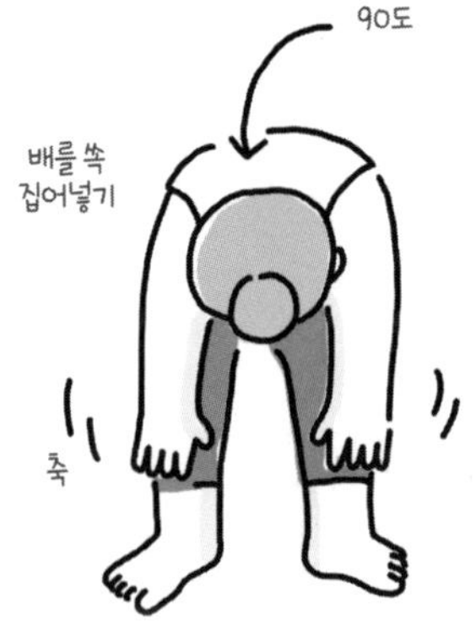

양 팔꿈치를 위로 들어 올리기

① 두 발을 어깨너비보다 넓게 벌리고 선다.

② 손을 앞으로 늘어뜨린 상태로 배에 힘을 주면서 상체를 90도로 숙인다.

③ 양 팔꿈치를 뒤쪽으로 하늘을 향해 높이 밀어 올린다.

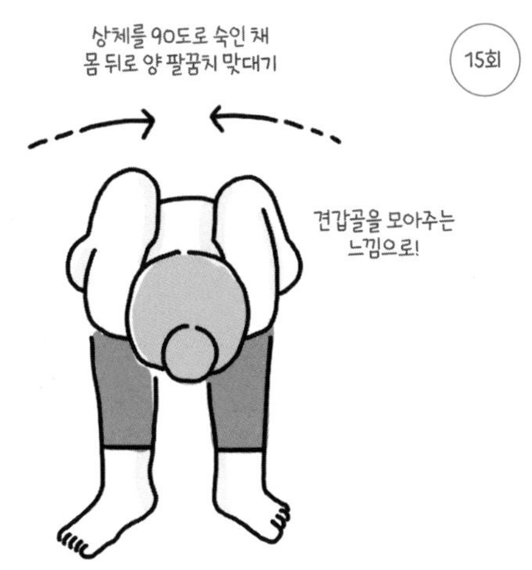

③ 양 팔꿈치를 뒤쪽으로 하늘을 향해 높이 밀어 올린다.

기대되는 효과와 원리

- 배를 쏙 집어넣음으로써 복부 근육이 단련되어 장 위치가 높아진다.
- 가슴을 열어줌으로써 흉곽 근처에 쌓인 노폐물이 빠진다. 가슴 근육도 단련되어 가슴이 전체적으로 탄력 있게 올라간다.
- 겨드랑이에서 옆구리까지 림프가 흐른다.
- 등 근육이 단련되어 탄탄해진다.

매끈한 등 – 등 노출도 자신 있게!

◆ 와이퍼 스트레칭

등 45도
두 손을 앞으로 쭉 내밀고
깍지 끼기
배는 쏙
집어넣기

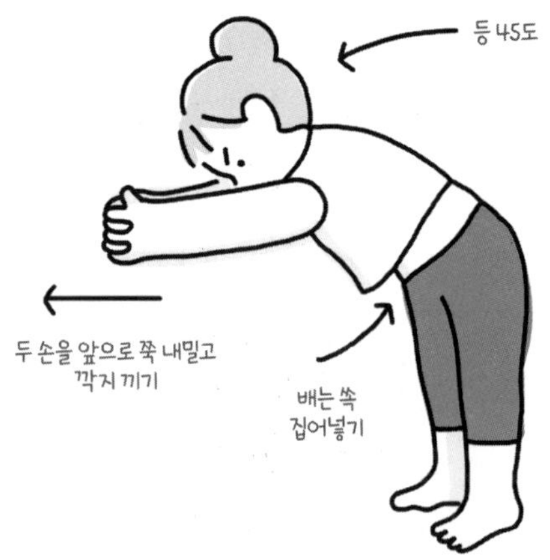

① 두 발을 어깨너비보다 넓게 벌리고 선다.
② 두 팔을 앞으로 내밀고 손바닥을 안쪽으로 향하게 해 깍지를 낀다.
③ 팔은 지면과 평행하게 두고 등을 약 45도 정도로 구부린다.

7~8회
왕복

와이퍼로 휙휙 닦듯이
좌우로 크게 움직이기

시선은 쏙
집어넣은 배로!

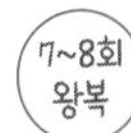

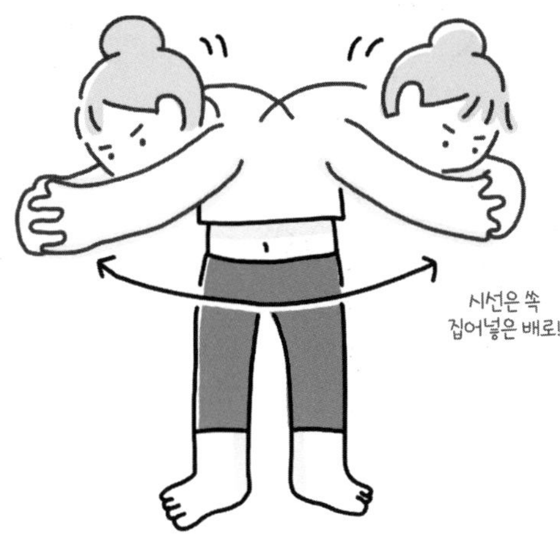

④ 깍지를 낀 채로 두 팔을 좌우로 크게 움직인다. 배꼽을 바라보며 머리는 아래로 숙인다. 두 팔이 와이퍼가 된 것처럼 오른쪽과 왼쪽을 180도로 7~8회 왕복한다. (지면을 닦는다는 느낌으로 약 15초간 실시!) 두 팔을 움직이면서 어깨 근육이 늘어나는 느낌을 의식한다. 가능한 한 배는 쏙 집어넣는다.

기대되는 효과와 원리

· 견갑골 주변 근육을 늘려줌으로써 등 근육이 올라간다.
· 배를 쏙 집어넣으면 장을 아래에서 받쳐주는 형태가 되어 장 위치가 높아진다.

쏙 들어간 배 — 뱃살과의 전쟁 선포!

◆ 곁눈질 스트레칭

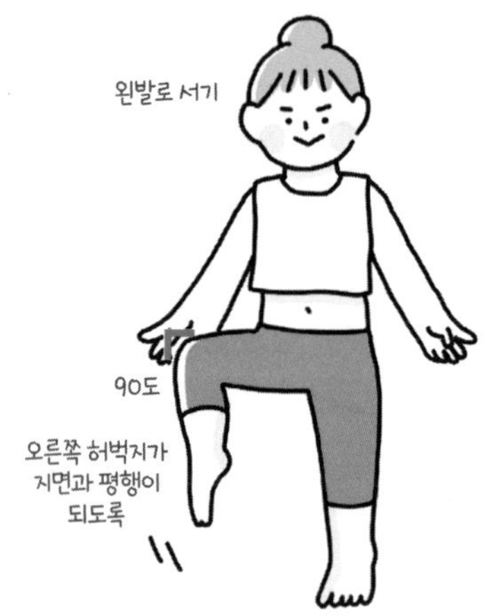

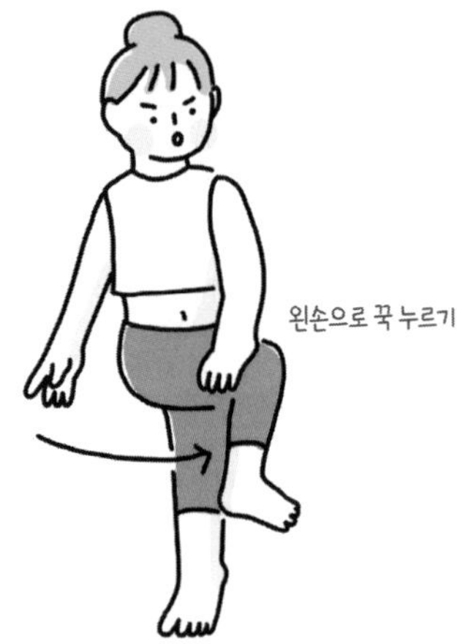

① 왼발로 중심을 잡고 서서 오른발을 든다.
② 오른쪽 허벅지가 지면과 평행이 되도록 90도로 들어 올린다.
③ 오른쪽 무릎을 왼손으로 잡고 왼쪽으로 쭉 당긴다.
④ 두 팔을 뻗어 들어 올린 다리와 반대 방향인 오른쪽으로 비튼다. 여유가 있다면 얼굴은 팔과 반대 방향인 왼쪽을 본다. 그 상태로 7초간 정지한다.
⑤ 두 팔과 다리를 바로 하고 똑바로 선다.
⑥ 반대쪽도 똑같이 실시한다.

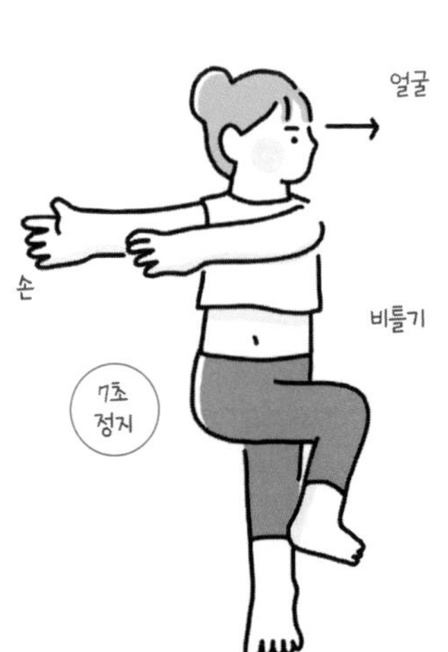

◆ 초간단 버전

한쪽 발로 중심을 잡고 다른 쪽 다리를 비트는 자세는 꽤 어려워요. 벽이나 책상 같은 것을 잡고 한 발로 서서 들어 올린 무릎을 좌우로 움직이는 동작을 약 15초간 반복하는 것만으로도 장 리프팅 효과가 있어요.

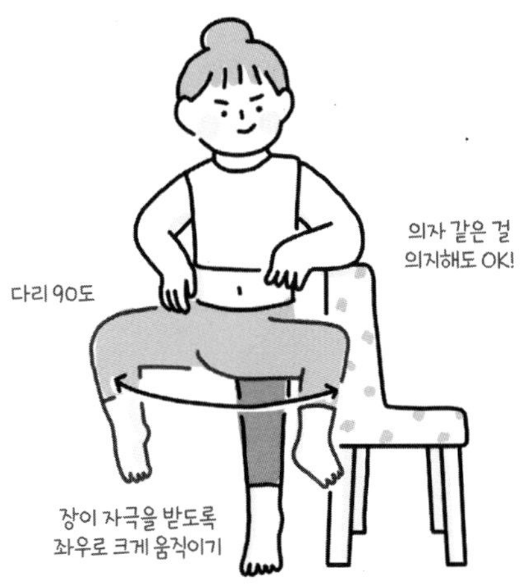

기대되는 효과와 원리

- 다리를 올리면 장요근이 단련되어 장 위치가 높아진다.
- 몸을 비틀면 장을 지탱하는 속근육(특히 복사근)이 발달한다.
- '장요근', '복사근을 포함한 속근육(이너머슬)' 등 장을 감싸고 있는 '근육 포위망'을 효과적으로 자극해 복부 전체가 올라간다.

늘씬한 다리 — 터질 듯한 바지는 이제 안녕!

◆ 플라밍고 스트레칭

오른손으로 발끝을 잡아
엉덩이에 붙이기

어깨를 가운데로
모아주듯이!

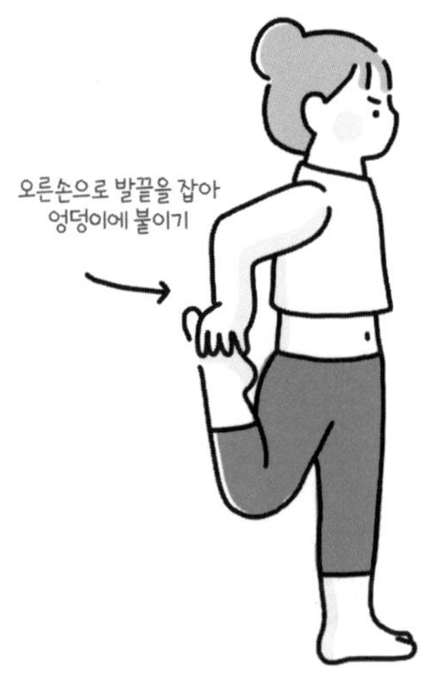

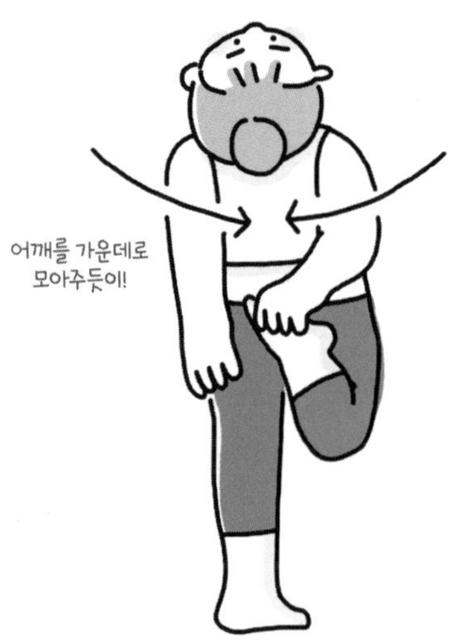

① 왼발로 중심을 잡고 서서 오른발을 든다.

② 오른쪽 다리를 뒤로 접어 오른손으로 발끝을 잡고 오른쪽 엉덩이에 붙인다.

③ 상체(등과 배)를 젖히고 양 어깨를 가운데로 모아준다는 느낌으로 뒤로 잡아당겨 7초간 정지한다. 왼쪽 엉덩이가 올라가는데 이때 턱을 올리면 복부가 더 늘어난다.

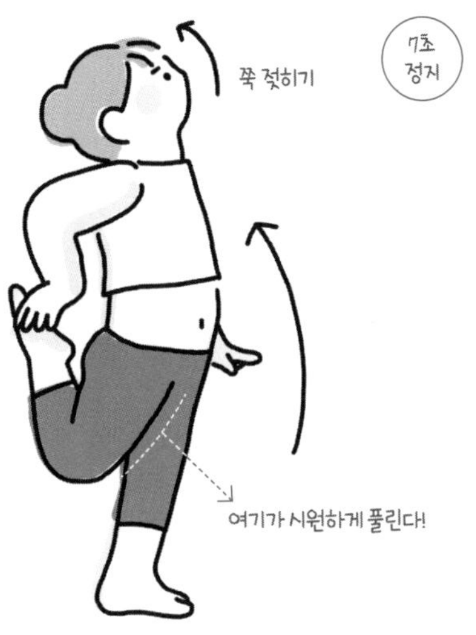

④ 반대쪽도 똑같이 실시한다.

기대되는 효과와 원리

- 평소에 잘 사용하지 않아 딱딱하게 굳기 쉬운 대퇴사두근(허벅지 앞쪽 근육)이 시원하게 풀린다. 그리고 배를 젖히는 효과까지 더해져 장 위치가 높아진다.
- 서혜부(허벅지가 시작되는 부분)를 자극해 림프 순환이 원활해지고 허벅지가 가늘어진다.

탄력 있는 얼굴 — 표정을 따라 하면 얼굴이 작아진다고?

◆ 아인슈타인 스트레칭

이 부분의 힘줄 같은
근육을 늘인다!

좀 더 늘이려고!
오른쪽 아래로 혀를
내밀고 쭉 늘이기

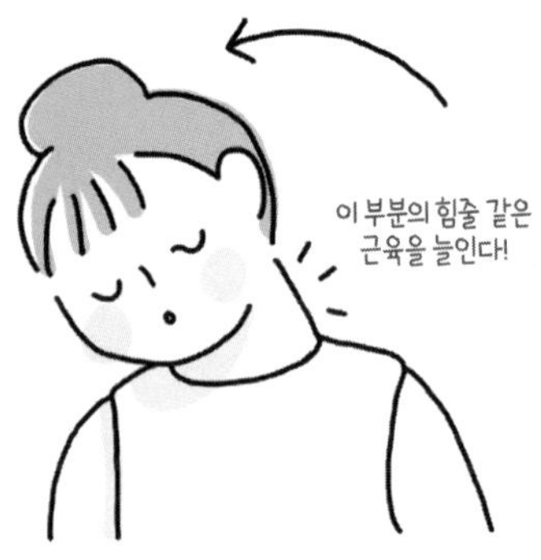

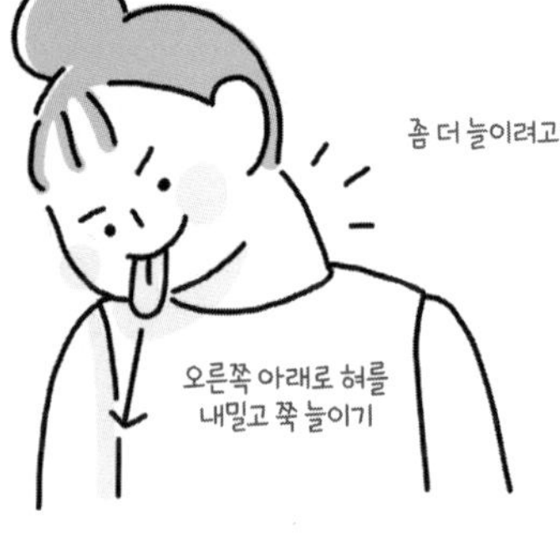

① 두 발을 어깨너비로 벌리고 선다.

② 고개를 오른쪽으로 기울여 사각근(고개를 기울였을 때 불거지는 힘줄 같은 근육)을 늘인다.

③ 사각근을 좀 더 늘이기 위해 오른쪽 아래(고개를 기울인 방향)로 혀를 쭉 내민다.
(상체가 오른쪽으로 기울어져도 OK!)

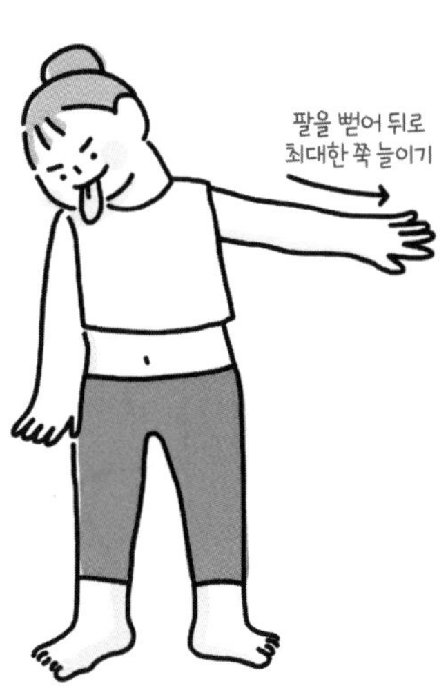

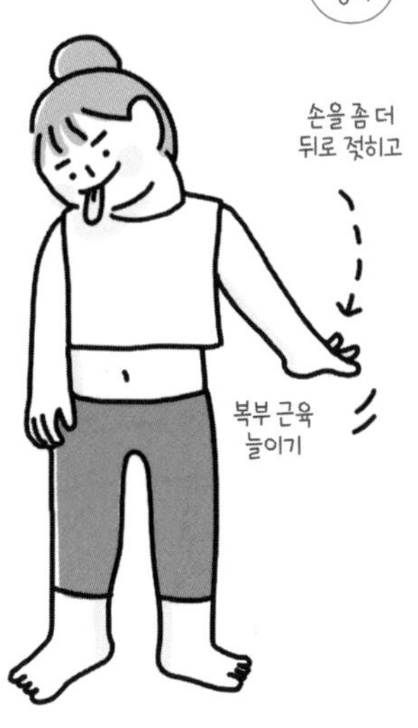

④ 왼손(고개를 기울인 방향의 반대쪽 손)을 왼쪽 아래로 비스듬히 뻗어 뒤로 쭉 늘인다.

⑤ 왼손을 뒤로 쭉 뻗으면서 오른쪽으로 몸을 젖혀 복부와 허리를 7초간 늘인다.

⑥ 반대쪽도 똑같이 실시한다.

기대되는 효과와 원리

- 목 부분의 큰 근육(사각근)을 늘여줌으로써 혈관과 림프 순환이 개선되어 얼굴에 탄력이 생긴다.
- 혀를 내밀고 손을 뒤로 쭉 뻗음으로써 사각근을 좀 더 자극할 수 있다.
- 몸을 젖힘으로써 장 위치가 높아진다.

가는 팔뚝 — 덜렁거리던 팔뚝 살은 이제 안녕!

◆ 거꾸로 깍지 스트레칭

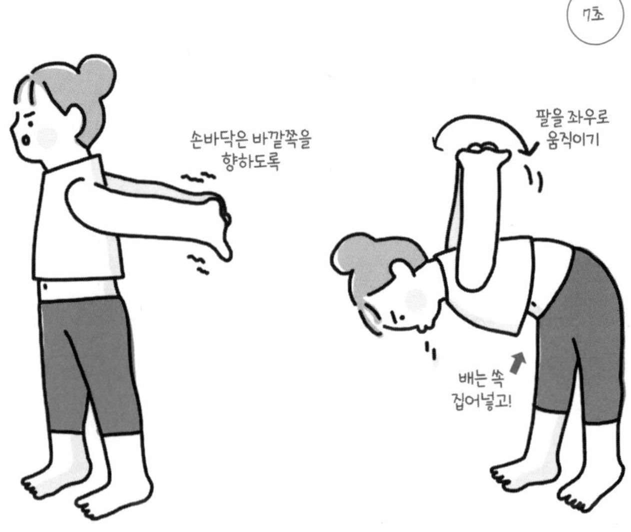

① 두 발을 어깨너비보다 넓게 벌리고 선다. 두 팔을 뒤로 보내 손바닥이 바깥쪽을 향하도록 깍지를 낀다.
② 숨을 내쉬면서 상체를 앞으로 숙인다.
③ 상체를 앞으로 숙이면서 뒤에서 깍지 낀 양손을 함께 앞쪽으로 천천히 보낸다. 기분 좋게 아픈 정도까지만 팔을 앞으로 넘긴 후 정지한다. 배를 쏙 집어넣고서 7초간 팔을 좌우로 움직여준다.

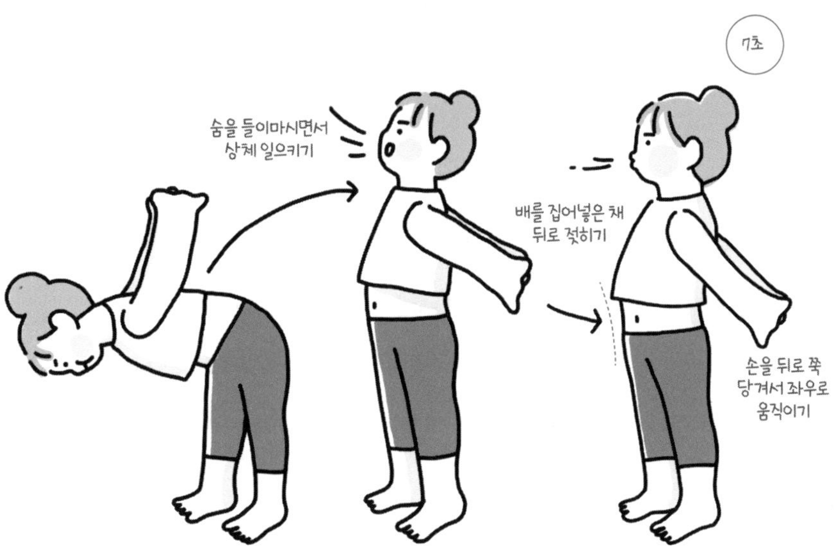

④ 뒤로 깍지를 낀 채 상체를 일으킨다. 이때 숨을 가볍게 들이마신다.
⑤ 그대로 상체를 뒤로 젖힌다. 넘어지지 않을 정도로 최대한 젖힌 뒤 정지한다. 숨을 내쉬고 배를 쏙 집어넣으면서 팔을 좌우로 7초간 움직여준다.
⑥ 자세를 바로잡고 숨을 단번에 들이마신다.

기대되는 효과와 원리

· 평소에 잘 쓰지 않는 팔뚝 근육을 효과적으로 자극해 탄력이 생기고 얇아진다.
· 숨을 내쉬면서 배를 쏙 집어넣음으로써 복부 근육이 자극을 받아 장 위치가 높아진다.

유형별 추천

장 스트레칭 코스

'선택지가 너무 많아서 못 고르겠어!'

결정이 느린 당신을 위해 스트레칭 코스를 추천해드릴게요.

다이어트를 하는 분들은 물론 변비와 생리통으로 고생하는 분, 솔직히 이마저도 귀찮다는 생각이 드는 분까지 모두 만족할 수 있습니다!

'무조건 뺄 거예요!' 코스

무조건 살을 빼야겠다고 결심했다면 변비를 해소하고 큰 근육을 움직여야 합니다. 기본 장 스트레칭과 함께 와이퍼 스트레칭으로 몸을 휙휙 돌려주면 좋아요. 복부와 등 근육에 엄청난 자극을 주어 체중을 감량하는 작전입니다!

▹▹MENU◃◃

다음 4가지 스트레칭을 1세트로 하루 3세트(아침, 점심, 저녁) 실시!

① 더블프레스 스트레칭(126쪽) ···▸ 15초

② 미안합니다 스트레칭(132쪽) ···▸ 15초

③ 와이퍼 스트레칭(140쪽) ···▸ 15초

④ 곁눈질 스트레칭(142쪽) ···▸ 15초

'2주 뒤 수영복을 입어야 해요!' 코스

섬나라 휴양지로 곧 여행을 가는데 뱃살이 신경 쓰인다면 바로 이 코스를 따라 해보세요! 포인트는 볼륨업 스트레칭입니다. 이 스트레칭은 가슴과 배(특히 아랫배!)를 동시에 자극하기 때문에 그야말로 비키니를 입어야 하는 분들을 위한 코스라고 할 수 있어요.

▹▹MENU◃◃

다음 4가지 스트레칭을 1세트로 하루 3세트(아침, 점심, 저녁) 실시!

① 더블프레스 스트레칭(126쪽) ···▸ 15초

② 미안합니다 스트레칭(132쪽) ···▸ 15초

③ 플라밍고 스트레칭(144쪽) ···▸ 15초

④ 폴더 인사 스트레칭(138쪽) ···▸ 15초

'생리 전 증후군이 심해서 힘들어요!' 코스

골반 주변의 여러 흐름이 원활하게 이루어질 수 있게 하려면 플라밍고 스트레칭과 고무인간 스트레칭이 가장 좋습니다. 또 더블프레스 스트레칭을 하면 몸속에서부터 배가 따뜻해지는 효과가 있습니다. 요실금이나 다양한 갱년기 증상 완화에도 크게 도움이 되는 코스입니다!

▹▹MENU◃◃

생리 예정일 전부터 각자 원하는 만큼 페이스에 맞춰 천천히 따라 한다.

- ▹ 더블프레스 스트레칭(126쪽)
- ▹ 미안합니다 스트레칭(132쪽)
- ▹ 플라밍고 스트레칭(144쪽)
- ▹ 고무 인간 스트레칭(136쪽)

'오늘은 꼭 똥을 싸고 말 거예요!' 코스

물론 기본 장 스트레칭만으로도 변비 해소 효과가 크지만 곁눈질 스트레칭까지 함께하면 그야말로 천하무적입니다! 3분 후에 바로 신호가 오는 경우도 많거든요. 이 코스를 따라 하다가 중간에 화장실을 찾는 분들도 많습니다.

▹▹MENU◃◃

다음 3가지 스트레칭을 1세트로 하루 3세트(아침, 점심, 저녁) 실시!

① 더블프레스 스트레칭(126쪽) ⋯▸ 15초

② 미안합니다 스트레칭(132쪽) ⋯▸ 15초

③ 곁눈질 스트레칭(142쪽) ⋯▸ 15초

'앉아서 하고 싶어요!' 코스

'바쁘니까 최대한 짧게 하고 싶다', '가능하면 앉아서 하고, 힘들 땐 누워서 할 수 없을까?' 이런 분들은 기본 장 스트레칭만 해도 됩니다. 그것조차 귀찮다는 사람은 하루 동안 곁눈질과 고개 돌리기를 의식적으로 하세요.
직장에서 가만히 고개를 돌릴 때도 포인트만 알면 효과적인 장 스트레칭이 됩니다!

▹▹MENU◃◃

자투리 시간이나 생각이 났을 때 후딱 해버리는 것이 핵심! 앉거나 편하게 누운 자세로 해도 OK!

- 곁눈질 스트레칭(142쪽, 앉아서 할 경우 발은 움직일 필요 없음)
- 아인슈타인 스트레칭(146쪽, 주변에 사람이 있다면 혀는 내밀지 않아도 됨)

제4장

일상에서 장을 끌어 올리는 상쾌한 습관

처지지 않는 생활 습관

4장에서는 장을 시원하게 비울 수 있는 생활 습관을 소개하려고 합니다.

장이 처지는 가장 큰 원인이기도 한 변비! 장을 끌어 올리기 위해서는 우선 '쌓인 것'을 매일 아침 정기적으로 배출해야겠죠? 그리고 동시에 장에 좋은 자극을 주는 거예요! 이런 리듬을 몸에 익혀가면 됩니다.

문제의 근원인 똥을 부드럽게 내보낼 수 있는 생활 습관은 생각보다 아주 다양합니다.

상쾌한 습관 ❶

장이 점점 가벼워지는 '왼발 콩콩'

생뚱맞게 들리겠지만 최근에 콩콩 뛰어본 적이 있나요?

'마지막에 한 게 10년, 아니 20년 전이었던가?'

'어떻게 하더라?'

이런 생각이 든다면 장뿐만 아니라 몸도 마음도 빠른 속도로 노화하는 중이라고 볼 수 있습니다.

장이 더 이상 처지지 않도록, 아침에 일어나 화장실에 가기 전에 **'왼발 콩콩'을 3번** 해보세요. (발을 잘못 디뎌 넘어지지 않도록 주변에 부딪칠 것이 없는 안전한 장소에서 해야 합니다!)

제가 왜 '왼발 콩콩'을 추천하느냐면, 콩콩 뜀으로써 온몸을 아래위로 흔들어 장에 자극을 주기 위해서입니다. 특히 **장의 왼쪽**을 중점적으로 흔들기 위해서예요.

장의 왼쪽에는 바로 공포스러운 '마의 오염 구간', 즉 연계가 잘 이루어지지 않아 음식 찌꺼기가 정체되기 쉬운 횡행결장과 하행결장의 경계 부분이 있습니다. 그래서 왼발로 콩콩 뛰어 마의 오염 구간에 자극을 주는 것이 중요하죠.

아침에 일어나 화장실에 가기 전 왼발로 콩콩 뛰면 마의 오염 구간에 적당한 자극을 줄 수 있으니 다치지 않도록 주의하면서 똥이 정체된 구간을 뚫어버리자고요!

상쾌한 습관 ❷

지방디톡스 '팔꿈치 들고 양치질하기'

저는 매일 거울 앞에 서서 이를 닦는데 사실 아무 생각 없이 하는 양치질도 방법만 바꿔주면 효과적인 장 스트레칭 시간으로 활용할 수 있습니다.

방법은 아주 간단합니다. **팔꿈치 들고 양치질하기!** 이걸로 충분합니다. 팔꿈치를 지면과 수직이 아닌 평행이 되도록 두는 거예요. 팔을 올리면 옆구리 쪽이 위로 쭉 당겨 올라가는 느낌이 들 텐데, **이때 장과 주변 근육도 함께 당겨 올라가게 됩니다.**

제대로 따라 하면 꽤 힘든데, 팔뚝 살을 빼는 데도 도움이 되니 꼭 해보시길 바랍니다. 또 좌우 균형을 잡기 위해서 자주 사용하지 않는 손으로도 이를 닦아보세요.

상쾌한 습관 ❸

장 위치를 높이는 습관 '두 계단씩 올라가기'

매일 출근하거나 등교할 때, 쇼핑을 하거나 놀러 갈 때 계단을 어떻게 활용하고 있나요?

계단보다 에스컬레이터나 엘리베이터가 좋다면 NO!

장 리프팅 습관을 들이고 싶다면 걸어서 계단을 오르내리는 것이 좋습니다. 계단을 이용하면 장을 지탱하는 장요근을 효과적으로 단련할 수 있기 때문이죠.

하지만 다리를 넓게 벌린다고 좋은 것은 아닙니다. 한 번에 세 계단, 네 계단씩 올라갈 필요는 없습니다.

그보다 어떻게 하면 **두 계단씩 올라가는 습관**을 들일 수 있을지 연구해보세요.

왜 세 계단이 아니라 두 계단일까요? 그건 바로 두 계단씩 뛰어 올라갈 때 벌어지는 다리의 각도가 장 스트레칭에 가장 적합하기 때문입니다. 실제로 세 계단을 뛰어 올라갈 때보다 장 주변의 대요근과 장요근에 더 좋은 자극을 줍니다. 꼭 한번 해보세요.

두 계단씩 올라간 후에는 여유 가득한 미소를 띠며 개찰구를 통과합니다. 이때 **왼손으로** 교통카드를 들고 터치하세요!

개찰기의 교통카드 접촉부는 대부분 오른쪽에 있습니다. 그래서 **왼손으로 카드를 찍으려면 팔을 반대쪽으로 뻗어야 하는데 그러면 자연스럽게 장에 자극을** 주게 됩니다.

이렇게 잠깐의 출퇴근 시간조차도 어떻게 활용하느냐에 따라 훌륭한 장 스트레칭 시간이 될 수 있어요.

상쾌한 습관 ❹

중력이 약해지는 '발뒤꿈치 들었다 내리기'

장이 아주 좋아하는 것 중 하나가 바로 '굿 바이브레이션'입니다. 다시 말해 바람직한 진동!

물론 장이 좋아하는 상태가 무엇인지 눈에 보이지는 않지만 진동을 좋아하는 것은 확실합니다. 미세한 상하 진동만으로도 장의 기능이 활성화되거나 혈류가 개선되거든요.

어떤 자세를 취하고 있건 몸을 살짝살짝 흔들어 장을 기분 좋게 만들면 돼요!

예를 들어 **앉아 있을 때 무릎을 달달 떤다거나**(이러면 복이 달아난다고들 하죠?), **혼자 있을 때 콩콩 뛰는** 것도 좋습니다. **깡충깡충 토끼뜀**을 하는 것도 장을 끌어 올리는 훌륭한 습관이에요.

주변 사람들의 시선이 신경 쓰인다면 선 채로 할 수 있는 **발뒤꿈치 들었다 내리기**가 있습니다.

역 플랫폼에서 짐을 들고서 해도 좋습니다. 똑바로 선 채로 발뒤꿈치를 톡톡 위아래로 들었다 놨다 반복해보세요. 이것만으로도 장에게는 충분히 바람직한 진동입니다.

장을 소중히 여기는 당신의 마음이 장에 고스란히 전달될 거예요.

상쾌한 습관 ⑤

여유로운 장 리프팅 방법 '자몽 목욕'

시중에서 **자몽의 정유 성분이 들어간 입욕제**를 흔히 볼 수 있습니다. 이것은 장 리프팅 습관 중 하나로 추천하고 싶은 아이템입니다.

입욕은 몸을 따뜻하게 하는 효과, 혈류 개선, 기초대사량 증진, 수압을 이용한 마사지 효과, 릴랙스 효과 등 장 리프팅을 돕는 다양한 효과가 있습니다.

이런 효과들은 전부 장을 끌어 올리는 데 크게 기여하는데 그중에서도 **기초대사량 증진은 장 리프팅과 직결**됩니다.

기초대사량이란 사람이 살아가는 데 필요한 최소한의 기능을 유지할 수 있는 에너지의 양을 의미합니다.

기초대사량이 높아지면 장이 제 기능을 찾고 변비가 해소됩니다. 즉, 배출이 잘되는 장으로 바뀌어 장이 가벼워지고 위치도 높아지게 되죠.

여기에 자몽이 더해지면 놀랍게도 다이어트 효과, 젊어지는 효과까지 얻을 수 있어요!

자몽에 관한 재미있는 연구 결과를 소개할게요.

자몽 향을 맡으면 교감신경이 활성화되어 체내에서 지방이 분해되고 살이 빠진다고 합니다. 반대로 라벤더 향을 맡으면 부교감신경이 활성화되어 체중이 증가한다고 해요.

나가이 가쓰야 생화학 교수(당시 오사카대학교 단백질연구소 소장)와 니지마 아키라 교수(니가타대학교 생리학 명예교수)의 연구진

이 동물 실험을 통해 밝혀낸 사실입니다.

자몽 향을 맡은 다섯 마리의 쥐(평균 약 250g)는 6주 후 약 400g까지 성장했는데 아무런 향도 맡지 않은 다섯 마리의 쥐보다 평균 약 20g이나 가벼웠다고 합니다.

반면 라벤더 향을 맡은 다섯 마리의 쥐는 평균 약 20g이나 무거웠습니다.

자, 그럼 대사량을 높여 지방을 분해하는 자몽 목욕을 한번 해볼까요?

효과를 실감하기 위해서 매일 아침 체중을 재세요. 목욕 후 거울로 전신 실루엣과 배꼽 모양을 체크하고 장 스트레칭을 한다면 아주 바람직한 장 리프팅 습관이 됩니다!

장이 오염된 사람들의 축축 처지는 생활 엿보기

저는 장 테라피스트이자 간호사로서 지금까지 많은 여성들의 배를 봐왔습니다. 실제로 배를 만져보고 장이 오염된 것 같다는 생각을 할 때도 있었고, 여러 환자들의 이야기를 들으며 그들에게서 장이 오염될 수밖에 없는 공통점을 발견할 때도 있었습니다.

지금까지는 장을 끌어 올리는 생활 습관에 대해 살펴봤는데, 반대로 **장이 오염된 사람에게서 볼 수 있는 대표적인 나쁜 습**

관도 함께 살펴볼까요? 하나같이 장에 좋지 않은 것들뿐이니 주의해야 해요!

나쁜 습관 ❶

'머리는 역시 자연바람으로 말려야지!'

당신은 머리를 감고서 드라이어로 완전히 다 말리는 스타일인가요, 아니면 말리지 않는 스타일인가요?

말리지 않는 스타일이라면 그 습관은 당장 고치셔야 합니다!

현재 당신이 고민하는 변비를 비롯해 **몸 상태가 좋지 않은 것은 젖은 머리카락을 말리지 않기 때문**일지도 모르니까요.

수건으로 머리카락의 물기를 닦은 후 바싹 말리지 않고 내버려두면 머리가 시원하죠. 머리카락이 길면 시원함을 느끼는 시간이 훨씬 더 길어질 테고요.

하지만 설령 무더운 여름이라 할지라도 젖은 머리카락을 그대로 두면 몸에 좋지 않습니다.

무섭게도 두피가 시리면 온몸에 그 영향이 미칩니다.

머리숱이 아무리 많더라도 머리는 표면적이 넓기 때문에 외부 바람을 쐬면 금세 온몸의 열을 빼앗기거든요. 그리고 머리에서부터 찬기가 쭉 내려와 장 등의 내장 기관까지 차가워집니다.

차가워진 장은 기능이 둔해지고 처지게 됩니다. 원래 처질 기미가 보였던 장이라면 훨씬 더 아래로 처지게 되죠….

'**촉촉하게 젖은 느낌의 헤어스타일이 좋다고!**(사실 말리기 귀찮…)'

이런 마음도 이해는 가지만 머리의 온도를 떨어뜨려 장에 악영향을 끼치지 않기 위해서라도 젖은 머리는 드라이어로 꼼꼼히 말리는 것이 좋습니다.

나쁜 습관 ❷

'아침은 든든히 먹는 게 좋지!'

'아침은 든든히 챙겨 먹어야 한다!'

이런 말을 들어본 적 있지 않나요?

음식물을 장에 제대로 전달해야 우리 몸이 정신을 차린다는 것이 이유인 듯합니다.

분명 일리 있는 주장입니다.

하지만 장에 전달하는 음식물이 대량일 필요는 없습니다. 아주 소량의 음식물이 들어오더라도 장은 뭔가가 들어왔다는 사실을 제대로 감지하기 때문이죠.

엄밀히 말해서 아침에는 바나나 1개로 충분합니다.

물론 바나나 1개로 아침을 때운다면 처음에는 양이 부족한 것 같아 힘들지도 모릅니다.

하지만 그건 맛있게 든든히 먹었던 과거의 기억에 뇌가 질질 끌려가고 있는 것일 뿐이에요.

'나중에 배가 고플 것 같으니까 좀 더 먹어둬야겠어!' 하고 뇌가 생각할 뿐이지, 몸에 에너지를 공급한다는 의미에서 본다면 바나나 1개로도 충분합니다.

그 이유는 무엇일까요?

바로 '아침'이라는 시간대와 관계가 있습니다. 원래 아침은 장을 포함한 몸 전체가 '배설'에 힘쓰는 시간대입니다. 그런 시간대에 많은 양을 먹으면 정작 중요한 배설이 제대로 이루어지지 않죠.

마감이 임박한 산더미 같은 일거리에 필사적으로 매달리고 있을 때, 직장 상사가 "이것도 좀 부탁해."라며 갑자기 새로운 일을 추가하면 짜증이 솟구치죠.

장의 입장에서는 당신이 아침을 든든히 먹는 것이 그런 상황과 비슷할지도 모릅니다.

이런 점을 모두 고려해보면 화제가 되고 있는 1일 1식 다이어트도 신중히 생각해볼 문제입니다.

누가 뭐래도 **식사는 하루에 한 번이 아니라 세 번을 챙겨 먹되, 그중 아침을 '아주 가볍게!'** 먹는 것이 가장 좋습니다. 장이 받는 부담을 생각한다면 신체 리듬에 따라 음식물을 장으로 보내는 게 좋겠죠.

나쁜 습관 ❸
'앞머리 가르마는 왼쪽으로!'

지금부터는 **헤어스타일**이 장에 끼치는 놀라운 영향에 대해 살펴볼까 합니다.

혹시 가르마를 왼쪽이나 오른쪽으로 치우치게 타는 편인가요? 만약 그렇다면 장이 막혀 있을 가능성이 있습니다.

굳이 따진다면 **가르마를 왼쪽으로 타는 사람의 상태가 훨씬 나빠요!**

왼쪽 가르마를 타서 오른쪽으로 머리를 늘어뜨리는 헤어스타일을 하고 있다면, 아무래도 몸이 오른쪽으로 치우치기 쉽습니다. 그러면 장 왼쪽 부분이 잘 막히게 되죠.

장 왼쪽에는 바로 그 공포스러운 커브, 마의 오염 구간이 있습니다! 수차례 말했듯이 횡행결장과 하행결장의 경계가 있는 곳이죠.

그렇지 않아도 장 왼쪽은 음식 찌꺼기가 잘 막히는 구간인데 몸이 오른쪽으로 기울어져 있으면 똥이 커브 구간을 지나지 못해 장이 점점 더 심하게 막히게 됩니다.

각자 원하는 스타일이 있겠지만 가르마는 5대 5로 타거나 좌우를 자주 바꿔주는 것이 좋습니다.

나쁜 습관 ❹
'팬케이크, 팬케이크!'

마지막으로 여성들이 아주 좋아하는 대표적인 디저트, 팬케이크에 대해 경고하려 합니다.

팬케이크는 정말 맛있어요. "몇 시간이고 기다려도 좋으니 꼭 먹고 싶어!"라며 열광하는 분들의 마음을 저도 충분히 이해합니다.

하지만 **팬케이크는 장을 처지게 만드는 요주의 디저트** 중 하나 입니다.

우선 **당분 과다**가 문제입니다. 반죽만 해도 당분이 과도한데 생크림, 달콤한 소스, 딸기 등의 과일까지 얹었으니 혈당치가 급상승하지 않을까 가슴이 조마조마합니다.

당분, 특히 백설탕은 우리 몸을 붓게 하고 (나쁜 의미로) 몸을 이완해 내장을 처지게 만듭니다. 이미 많은 사람들이 그런 문제를 제기했죠.

또 쌀로 만든 팬케이크라면 모르겠지만 대부분의 팬케이크는 밀가루로 만듭니다.

밀가루에 다량 함유된 글루텐 성분은 장을 처지게 하는데, 심지어 장에 구멍이 뚫리는 질병을 초래할 위험도 있어요.

바로 최근 화제가 되고 있는 **'장 누수 증후군'** Leaky gut syndrome 입니다.

'장 누수' Leaky gut 란 장 점막에 구멍이 뚫려 바이러스와 세균 등의 이물질이 혈액 속으로 새어 나가는 상태를 말합니다. 현재 많은 연구가 진행 중이며 장에 구멍이 뚫리는 원인 중 하나로 글루텐이 꼽히고 있습니다.

게다가 반죽이 폭신하고 부드러워 많이 씹을 필요가 없다는 점도 문제인데, 대충 씹고 넘기게 되면 이런저런 말썽이 생긴다는 지적이 나오고 있습니다.

꼭꼭 씹어 먹으면 입안에서 침이 나오죠. 침은 입안에서 시작되는 소화기관의 면역력을 키워주고 음식물을 미리 분해해주는 최초의 소화액 같은 존재입니다. 만약 꼭꼭 씹지 않아서 분비되는 침의 양이 줄어든다면 어떻게 될까요?

장이 해야 할 일은 자꾸만 늘어나는데 장을 비롯한 소화기관의 면역력은 떨어지기 때문에 지칠 대로 지친 나머지 장이 점점 아래쪽으로 처지게 됩니다. 결국 건강도 나빠지고 몸매도 나빠지는 최악의 상황을 맞게 되죠.

장을 오염시키는 대표적인 디저트, 폭신폭신한 팬케이크는 이제 끊어버리세요. 달달한 디저트가 먹고 싶을 때를 위해 좋은 것을 추천해드릴게요.

식이섬유가 풍부하고 변비 해소에 탁월한 **말린 과일과 견과류**(무염). 마찬가지로 식이섬유가 풍부하고 장운동을 촉진하는

팥 앙금이 들어간 화과자류. 장내 환경을 개선해주는 **식혜와 무가당 요구르트** 등의 발효식품(요구르트는 유익균의 먹이가 되는 올리고당과 함께 섭취하면 훨씬 좋음)이 좋습니다.

자, 지금 당장 장을 아름답게 만들어주는 디저트로 갈아타세요!

제5장

처지지 않는 식습관 총정리

잘 모르겠으면 무조건 '점액질 식품'을 찾아라!

지금까지 스트레칭과 생활 습관 개선으로 내보낼 건 내보내 장을 끌어 올리는 방법을 이야기했습니다.

하지만 장이 건강하려면 식단부터 바로잡아야 한다고 생각하는 사람이 많을 거예요. 그래서 마지막 장에서는 **장을 끌어 올리는 음식과 섭취 방법**을 정리해볼까 합니다.

여성들에게 이런 질문을 자주 받습니다.

"장 위치를 높이면서 장에 부담을 주지 않는 음식을 알려주세요. 물론 기억하기 아주 쉬운 걸로요!"

'기억하기 아주 쉬운 것'이라면 이것만 한 것이 없습니다.

바로 **점액질 식품**입니다!

예를 들어 낫토, 오크라, 마, 멜로키아, 미역귀 등의 해조류, 나메코*, 연근이 있는데 이 일곱 가지 식품은 모두 끈적끈적한 점액질 식품입니다.

전혀 다른 종류인 것처럼 보이는 위의 식품에는 사실 공통된 점액질 성분이 있습니다.

바로 **'뮤신'**mucin입니다.

뮤신은 수용성식이섬유(다당류)로 불리는 성분과 단백질이 합성된 것으로, 단백질 분해 효과가 있어 소화를 촉진합니다. 또 위와 호흡기 점막을 보호하기 때문에 위염 등을 예방할 수 있죠.

그리고 **뮤신을 구성하는 수용성식이섬유는 장내 유익균을 증가시켜 장내 환경을 개선**합니다. 더 자세히 설명하자면 점액질로 인해 장내 음식물의 이동이 한결 부드러워져 소화·흡수가 잘되고 혈당치와 혈중 콜레스테롤 수치가 높아지지 않는 거

---

* 나메코 담자균류 식용버섯

예요.

이처럼 놀라운 효능을 지닌 점액질 식품을 꼭꼭 챙겨 드시길 바랍니다.

좋아하는 식재료를 골라서 덮밥처럼 만들어 먹는 것도 아주 좋은 방법입니다.

예를 들어 낫또, 오크라, 마, 미역귀를 참치회와 함께 덮밥처럼 담아내는 '네바마구로동'이라는 요리가 있습니다.

참치를 회로 먹으면 글루타민을 섭취할 수 있습니다.

글루타민은 소장 점막에서는 첫 번째로, 대장 점막에서는 두 번째로 중요한 에너지원이며 점막 기능을 강화해줍니다.

다시 말해 참치는 꽤 좋은 장 건강식이란 뜻이죠.

여기에 다른 점액질 식품과 된장국(190쪽에 나오는 발효식품도 장 리프팅에 효과적이에요!)까지 더해진다면 그야말로 '신의 밥상'이 아니고 무엇일까요?

처지지 않는 사람들은 10시까지 무얼 하나?

장에 휴식을 주기 위해서는 전날 야식을 먹은 후 다음 날 아침까지 약 12시간(반나절 정도!) 동안 공복을 유지하는 것이 가장 좋습니다.

대체 왜 공복 시간을 12시간이나 두어야 하는 걸까요?

이유는 간단합니다. 자연스레 간편 단식 효과를 볼 수 있기 때문입니다.

'간편 단식'은 장이 쉬는 시간입니다.

배 속이 거의 비어 있는 상태라서 정말로 배가 고픈 '진짜 식욕'을 느끼게 되고, 장이 움직이기 쉬우므로 아침에 시원하게 큰일을 볼 수 있게 됩니다.

'장이 건강해져서 나올 것이 시원하게 나온다!'는 것은 장 리프팅과 직결된 이점이라고 할 수 있겠죠.

그렇다면 어떤 시간대에 간편 단식을 하면 좋을까요?

가장 좋은 것은 **저녁 6시부터 아침 6시까지**겠지만 실천하기가 참 쉽지 않습니다.

각자 간편 단식이 가능한 시간대가 언제인지, **최고의 식사 시간**을 참고해 생각해보세요.

1일 3회 최고의 식사 시간

- 아침: 아침 6~8시쯤이 이상적(오전은 장이 배설하는 시간. 아침 10시 이후에 먹으면 배설 시간이 늦어지므로 최악!)
- 점심: 오후 3시까지가 이상적(하루 중 오후 3시에 혈당치가 가장 높아지기 때문에 그때까지 끝내는 것이 좋다!)
- 저녁: 오후 6~8시가 이상적(잠들기 3시간 전에는 식사를 마치는 것이 좋다. 밤 10시 이후에 먹으면 장의 휴식 시간이 12시간 이내로 줄어들기 때문에 최악!)

★ 3시간 간격을 두고 식사하는 것이 원칙!

12시간 공복을 유지할 수 있다면 간편 단식 시간대를 밤 11시~아침 11시로 잡아도 되지 않느냐고 묻는 사람도 있습니다. 하지만 오전은 장에서 배설 작업이 활발하게 이루어지는 시간입니다. **늦어도 아침 10시 정도까지는 아침을 먹는 것이 가장 좋습니다.**

장을 위해서라도 일찍 자고 일찍 일어나 일찍 아침을 먹는 것이 좋다는 사실을 잊지 마세요.

몸이 위로 떠오르는 아침 창가의 바나나

아침 장 건강식으로 최고의 음식은 역시 바나나입니다.

창가에서 아침 햇빛을 받으며 왼쪽 갈비뼈 끝에 왼손을 대고 가만히 서서 먹는 것이 가장 좋습니다.

아침 햇빛을 받으면 좋은 점이 몇 가지 있습니다.

햇빛을 받을 때 뇌에서 분비되는 호르몬 '멜라토닌'이 행복 호르몬인 '세로토닌'으로 빠르게 전환되어 기분이 상쾌해집니다. 생체 시계가 맞춰지면서 자율신경이 안정되고 컨디션도 좋아지죠. 또 갈비뼈 끝에 있는 마의 오염 구간 부근에 왼손을 갖다 대면 장을 적당히 자극할 수 있습니다.

기분도 좋아지고 장 위치도 높아지는 거예요!

무엇보다 대표적인 장 건강식인 바나나는 장 리프팅 효과가 뛰어납니다.

바나나는 '프락토올리고당'이라는 당분이 풍부한 과일입니다.

프락토올리고당은 설탕보다 단맛은 적지만 칼로리가 낮아 혈당치가 잘 올라가지 않습니다. 또한 다른 당류보다 소화가 잘 안 되기 때문에 장까지 이동해 유익균의 먹이가 된다는 이점이 있습니다!

게다가 바나나는 **'수용성'**과 **'불용성'** 두 **종류의 식이섬유를 함유**한 것으로도 유명합니다.

수용성식이섬유는 ① 똥을 부드럽게 해 배출하기 쉬운 상태로 만들거나 ② 여분의 지질을 흡수해 똥과 함께 배출하거나 ③ 콜레스테롤 수치와 혈당치를 안정시키는 작용을 합니다.

한편 불용성식이섬유는 수분을 다량 흡수해 똥의 부피를 늘리고 대장에 적절한 자극을 줌으로써 배변을 촉진합니다.

이런 장점을 지닌 바나나는 건강한 똥을 위해 존재하는 것이 아닐까 하는 의심이 들 정도입니다. 그야말로 '슈퍼 장 건강식' 이죠!

그렇다고 바나나를 하루에 2~3개씩 먹으면 안 됩니다. 바나나는 하루 1개가 적정량입니다.

일본 문부과학성이 발표한 '일본식품 표준성분표'(2015)를 보면 바나나 100g(중간 크기 1개)의 칼로리는 86kcal입니다. 이것은 밥 1/3공기, 식빵 1/2조각(6개입 기준)과 맞먹습니다.

탄수화물의 양도 꽤 높은데, 바나나 100g에 포함된 탄수화물의 양은 22.5g입니다. 같은 양의 다른 음식을 살펴보면 밥(정백미)은 37.1g, 식빵은 46.7g입니다.

이처럼 바나나의 당분은 결코 적지 않습니다.

요즘은 유명 커피 전문점에서도 바나나를 1개씩 포장해 판매하고 있습니다. 점심, 저녁과 간식의 당질을 줄이고 아침을 '바나나 1개'로 때우면 어떨까요?

이렇게 간단히 장을 끌어 올려주는 아침 식사는 흔치 않으니 꼭 활용하시기 바랍니다!

빅뉴스!
채소부터 먹지 말라고?

여기서 한 가지 분명히 짚고 넘어가야 할 것이 있습니다.

바로 목적이 **'다이어트'**냐 **'처지지 않는 장'**이냐에 따라 먹는 **순서가 다르다**는 점입니다.

처지지 않는 장을 만드는 것이 목적이라면, 다음과 같은 순서로 먹습니다.

① 따뜻한 수프와 국물(음료도 OK)을 마신다.

② 그 후에는 뭐든지 OK!

'채소를 먼저 먹으라든가 탄수화물은 나중에 섭취하라든가 그런 말들이 있지 않나?'

이런 생각을 하시는 분도 계실지 모르겠습니다.

분명 채소와 탄수화물은 '식후 혈당치 급상승 예방'이라는 관점에서 보면 효과적입니다.

하지만 **장은 '뜨끈한 것'을 좋아한다**는 특징이 있어요. 찬 음식은 장을 차갑게 만들고 긴장시키며 과도한 부담을 줍니다. 스트레스를 받은 장은 기능이 저하되고 점점 아래로 처지게 됩니다. 그러면 장 기능은 더욱더 떨어지고 빠질 살도 빠지지 않게 되죠….

일단 **처음엔 따뜻한 음식으로 장을 데우는 것이 좋다**는 사실만 기억하세요.

예를 들어 여름철에 머리가 띵할 정도로 차가운 냉면을 먹고 싶다면 따뜻한 차를 먼저 마셔서 장에 가해지는 부담을 덜어주는 게 좋습니다.

또 샐러드보다는 된장국을 먼저 먹는 식으로 음식을 섭취하는 것이 장에 좋습니다.

최고의 장 리프팅 음료 '따뜻한 두유'

'최고의 장 리프팅 음료가 있다면 매일 마실 텐데….'

이렇게 생각하시는 분들에겐 **따뜻한 두유**를 추천합니다.

이때 말하는 두유는 커피두유나 딸기두유 같은 달콤한 두유 음료나 당분과 향이 첨가된 조제 두유가 아닙니다. 감미료와 첨가물을 넣지 않고 오로지 **대두와 물만으로 만든 무조정 두유**를 말합니다!

양질의 단백질, 뇌 활성화에 도움이 되는 레시틴, 지방 흡수를 억제하는 대두사포닌, 여성호르몬과 비슷한 작용을 하는 대두이소플라본 등, 이 성분들은 모두 조제 두유보다는 무조정 두유에 훨씬 많이 함유되어 있습니다! 그러니 무조정 두유가 아닌 다른 두유에는 눈길도 주지 마세요.

장을 생각하면 두유의 주성분인 대두에 '대두올리고당'이 함유되어 있다는 점이 중요합니다.

올리고당은 좋은 의미로 '특이한 존재'입니다. 바나나의 프락토올리고당처럼 위와 십이지장에서 소화·흡수가 잘 안 되기 때문에 대장까지 이동해 유익균의 영양 공급원이 되니까요.

잠들기 전 꼭 따뜻한 두유를 드셔보세요. 따뜻한 음료는 혈류를 개선하고 부교감신경의 기능을 바로잡아 수면을 유도합니다(반대로 차가운 음료는 위를 자극해 신체를 각성시켜요).

그렇다고 해서 두유를 과잉 섭취하는 것은 좋지 않습니다. 대두이소플라본은 여성호르몬과 매우 유사하게 작용하기 때문에 과도하게 섭취하면 오히려 생리 주기가 불규칙해지는 등 다양한 문제를 일으킬 수 있습니다.

따뜻한 두유는 하루에 1컵 정도가 적당합니다.

발효식품이 슈퍼 장 건강식인 이유

저는 지금까지 많은 여성에게 장 건강식을 권해왔는데, 제 말에 귀를 기울인 여성들에게서 흥미로운 경향을 발견할 수 있었습니다.

언론에서 자주 다루는 슈퍼푸드에 관해 이야기하면 다들 눈이 반짝반짝 빛나더군요. **치아시드**, **퀴노아**, **아마란스** 등과 같은 비교적 생소한 식재료 말이에요.

분명 '해외 셀럽들이 먹는 것', '세련됨' 등의 이미지를 떠올리는 것이겠죠.

반면에 옛날부터 먹어온 발효식품을 이야기하면 다들 갑자기 표정이 어두워집니다. **낫또, 된장, 간장, 식초, 장아찌, 김치, 멘마*, 가쓰오부시, 두부, 식혜, 매실주 등**….

아마 다들 '뭐야, 별것 없네!' 하는 생각을 하는 것 같아요.

그럴 때마다 참 안타깝습니다.

예로부터 늘 먹어오던 발효식품은 비유하자면 '화려하진 않지만 진지하고 성실하며 바람기도 없어 진국인 남자'와 비슷하거든요.

그렇다면 발효식품은 왜 장에 좋을까요?

바로 **발효가 되면서 새로운 성분과 영양소가 생겨나거나 늘어나기 때문**입니다.

어떤 성분과 영양소가 생겨나는지(늘어나는지)는 식재료마다 다릅니다. 단, 미생물이 아미노산과 당 등을 분해하기 때문에 발효 전보다 영양가가 높고 맛도 풍부해진다는 공통점이 있죠.

또 몸에 좋은 유효 성분은 위산 때문에 장까지 도달하기가 어려운 편인데, **발효식품에 들어 있는 유효 성분은 위산에 강해 장까지 무사히 도달한다**는 특징이 있습니다.

---

* 멘마 죽순을 유산 발효한 가공식품. 일본 라멘에 얹어 먹기도 한다.

게다가 위산 때문에 죽어버려도 장내 유익균의 먹이가 되어 장내 환경 개선에 도움을 주는 유효 성분도 있습니다.

'죽어서도 장을 위해 일한다!'

이런 헌신적인 식재료가 세상에 어디 있을까요?

물론 아무리 장에 좋다고 해도 과식은 금물입니다.

특히 장아찌와 치즈는 염분이 많습니다. 요구르트도 훌륭한 발효식품이지만 지방이 많고 식이섬유가 적습니다. 둘 다 과도하게 섭취하지 않도록 주의해야 합니다.

처지지 않는 술자리 모임

“장이 처지지 않으려면 술은 자제해야겠네요?”라고 묻는 사람도 종종 있습니다.

과음은 당연히 자제해야겠지만 적당한 음주라면 괜찮습니다. 오히려 주종에 따라 **장 리프팅을 도와주는 훌륭한** 술도 있거든요.

예를 들자면 **매실주!** 그중에서도 설탕을 넣지 않은 매실주 그리고 매실이 통째로 들어간 매실주가 가장 좋습니다.

매실 1개에는 약 1g의 식이섬유가 함유되어 있으며 장을 깨끗하게 하는 효과가 있습니다.

또 매실주에 들어 있는 구연산은 장을 자극해 연동운동을 촉진합니다. 장 속에서는 유익균과 유해균이 항상 치열한 싸움을 벌이고 있는데, 구연산에는 장내 유익균이 증식하기 쉬운 '산성' 상태를 만드는 기능도 있습니다.

식당 메뉴에 매실주가 없거나 설탕이 들어간 매실주밖에 없다면 차선책으로 **따뜻한 물을 섞은 소주**(증류식)를 추천합니다.

따뜻한 소주를 마시면 차가운 맥주를 마셨을 때처럼 배가 차가워질 일이 없습니다.

또 소주는 살모넬라균과 같은 유해균의 증식을 억제합니다. 장내 유해균을 박멸시킬 목적으로 마시는 것도 좋겠죠.

물론 과음은 금물입니다.

매실주는 200ml(약 1홉), 25도짜리 소주는 100ml(약 1/2홉)가 1일 권장량입니다.

이 두 가지 술은 모두 발효주라 장 리프팅에 효과적입니다. 발효의 힘을 빌린다면 회식 자리마저도 장 리프팅 시간으로 활용할 수 있습니다. 정말 멋지지 않나요?

트림이 나지 않는 탄산수는 몸에 좋다

매일 마시는 장 처짐 예방 음료로는 **탄산수**를 추천합니다. 장을 빵빵하게 만들어 과식을 예방해주기 때문입니다.

그리고 탄산 기포의 자극 덕분에 위와 십이지장 점막의 혈행이 개선되고 음식물 흡수도 한결 원활해집니다.

게다가 탄산 기포의 자극으로 장의 소화 기능이 활발해져 변비가 해소되는 효과도 있어요. 변비가 해소되면서 장이 한결 가벼워지니 장 스트레칭 효과도 배로 증가합니다.

탄산수를 마시면서 장 스트레칭을 병행하면 장 위치는 눈에 띄게 확연히 높아집니다.

이렇게 탄산수가 이점이 많긴 하지만 배를 차게 만든다면 그야말로 본말전도겠죠. 따라서 한여름에도 상온의 탄산수를 마시는 게 좋습니다.

또한 탄산수는 **작은 기포가 많은 것**이 좋습니다. 탄산 기포의 크기가 작으면 장에 리드미컬한 자극을 줄 수 있고 탄산수 자체도 소화·흡수되기가 쉽기 때문이죠.

반면에 탄산 기포가 크면 장에 들어가도 소화·흡수되기 힘들어 장에 부담을 줄 수 있습니다.

일반적으로 경수의 탄산수는 연수의 탄산수보다 기포 크기가 작은 경향이 있습니다. 다양한 종류의 탄산수가 출시되고 있는데 하나하나 마셔보고 **배가 빵빵해지지 않는 것, 트림이 나지 않는 것**을 고르면 됩니다.

즐거운 마음으로 본인에게 꼭 맞는 탄산수를 찾아보세요.

살이 찌는 기름과 찌지 않는 기름

좋은 식용유는 장에서도 훌륭한 윤활유 역할을 합니다. 음식 찌꺼기를 부드럽게 운반하고 장운동을 촉진해 변비를 예방함으로써 장에 가해지는 부담을 줄여줍니다.

장 건강식이라는 관점에서 보면 이상적인 기름은 다음의 세 가지로 나눌 수 있습니다.

① 미강유(오메가-6 계열과 오메가-9 계열의 중간 정도에 해당하는 쌀겨기름)

② 엑스트라버진 올리브유(오메가-9 계열 기름)

③ 아마씨유, 자소유*, 들기름, 치아시드유(오메가-3 계열 기름)

물론 기름이라 과도하게 섭취하면 살이 찔 수밖에 없지만 변을 제때 건강하게 보고 싶다면 열심히 드시는 게 좋습니다.

단 ③의 '오메가-3 계열의 기름'은 주의해야 합니다.

이 기름은 열을 가하면 효능이 완전히 사라지거든요. 그래서 열을 가하지 않고 당근주스나 스무디에 바로 넣어서 매일 마시면 장 리프팅에 도움이 됩니다.

가장 좋은 방법은 동량의 간장 등을 섞어 드레싱으로 만들어 먹는 것입니다.

한편 ①과 ②는 가열해도 괜찮습니다.

특히 최근 화제가 되고 있는 미강유(쌀겨기름)는 요리나 과자 등 다양하게 활용할 수 있어 편리하니 강력 추천합니다!

---

* 자소유 자소(꿀풀과의 한해살이풀로 깻잎, 들깨, 방아와 비슷하게 생겼지만 효능이 다름. 차조기라고도 함)의 씨와 꽃에서 짠 기름. 해독, 항산화, 항염, 항암, 특히 위암 증상에 효능을 보인다고 알려졌다. 꿀풀과의 풀이라는 공통점 때문에 들깨를 짜서 만든 들기름과 혼용해 쓰기도 하지만 이 책에서는 둘을 구분해놓았다.

처지지 않는 올리고당 생활

대미를 장식하는 것은 성인은 물론이고 2~3세 이상의 어린이들에게도 좋은 **장을 위한 슈퍼 감미료, 올리고당**입니다.

지금까지 '○○올리고당'이라는 식으로 잠깐씩 등장했는데, 올리고당이란 약 20종류의 당을 총칭하는 말입니다. 그중 장내 환경을 개선해 장 리프팅에 도움을 주는 것은 다음과 같습니다.

☆ 프락토올리고당(바나나, 우엉, 양파, 마늘 등에 다량 함유)

☆ 이소말토올리고당(벌꿀 등에 다량 함유)

☆ 갈락토올리고당(우유와 유제품 등에 다량 함유)

☆ 대두올리고당(대두, 두유, 된장 등에 다량 함유)

올리고당의 장점은 한마디로 '**위와 소장에서 쉽게 소화되지 않고 바로 장까지 도달해 유익균의 먹이가 되는 것**'이라 정리할 수 있습니다.

많이들 오해하는데, 올리고당 자체가 직접적으로 장내 환경을 개선하고 장 리프팅에 도움을 주지는 않습니다. 장내 유익균이 활발히 활동하는 데 유용한 먹이가 될 뿐이죠.

그렇다면 올리고당을 효과적으로 섭취하려면 어떻게 해야 할까요?

올리고당은 원래 대두, 아스파라거스, 마늘, 우엉, 양파 등의 채소류와 벌꿀 등에 다량 함유되어 있습니다. 이런 천연 식품을 통해 섭취하는 것이 가장 이상적이에요.

단 '올리고'라는 이름이 붙는 감미료 중에는 올리고당보다 흔히 설탕으로 불리는 '자당' 함유량이 많거나 인공감미료와 기타 첨가물이 들어 있는 상품도 많습니다. 그러니 식품첨가물 표시 부분을 꼼꼼히 확인해 고르는 게 좋아요.

물론 올리고당이 좋다고 해서 과잉 섭취하면 절대 안 됩니다. 장을 처지게 만들 가능성이 전혀 없는 것은 아니니까요.

가장 좋은 방법은 비피더스균이 풍부한 무가당 요구르트에 올리고당이 가득 든 '첨채당'*을 약간 뿌려서 먹는 것입니다. 생각만 해도 맛있겠죠?

이렇듯 장 리프팅은 전혀 어려운 일이 아닙니다.

약간의 지식을 갖추고 생활 습관을 조금씩 바꾸어 하루 15초 장 스트레칭을 집중적으로 하면서 장 처짐을 예방할 수 있도록 식단에도 신경 쓰는 거예요.

그러다 보면 변비가 사라지고 몸뿐만 아니라 마음까지 안정되는 긍정적인 연쇄작용이 일어나게 됩니다.

자, 영차! 영차! 장을 끌어 올려보자고요!

---

* **첨채당** 사탕무의 뿌리를 원료로 제조한 설탕. 감자당(사탕수수로 제조한 설탕)과 본질적으로는 다르지 않다.

이제는 마음속에서
똥이라는 이름의 먹구름을 걷어내야 할 때

저는 어릴 적부터 심각한 변비로 고생을 많이 했습니다. 어머니가 고무장갑을 끼고 수지 관장을 하신 기억도 납니다. 수지 관장이란 대변을 손가락으로 파내는 걸 말해요. 훈련된 사람이 손가락에 오일을 발라서 하면 그다지 고통스럽지 않으니 너무 겁먹지는 마세요.

물론 가능하다면 피하고 싶은 방법이지만 변비가 오래 지속되면 그게 더 고통스러워서 관장을 할 수밖에 없더라고요.

그 후로도 한동안 변비로 고생을 했습니다.

고등학생 때는 테니스부에 들어가 전국대회를 목표로 할 만큼 열심히 했는데, 원정 경기를 갈 때 제가 화장실에 오래 있는 바람에 부원 전체가 늦은 적도 종종 있었어요.

졸업 후에 동창을 만난 자리에서 "사키는 테니스 코트보다 화장실에 주로 있었던 것 같아."라며 여전히 그 이야기가 화제가 될 만큼 변비 때문에 생긴 짠한 에피소드는 끝이 없죠.

무식한 짓이긴 하지만 일부러 수분이 많은 음식을 한꺼번에 많이 먹어서 배를 차갑게 만들고 설사를 유발해 변비를 해소하는 방법도 정말 자주 써봤어요.

예를 들어 아침저녁으로 수박을 잔뜩 먹으면 갑자기 배가 아파서 똥이 잘 나오는 거예요. 그 외에는 다들 잘 알고 있는 우유(500ml 원샷), 식이섬유가 풍부한 옥수수, 숙변 제거에 최고라는 센나차* 등도 많이 먹었습니다.

이렇게 잘못된 방법을 사용하는 바람에 제 똥은 늘 정상이

---

* 센나차 약용차로 유명한 일본 야마모토사의 인기 제품 중 하나인 변비 해소차. 일명 변비차, 똥차라고도 불린다. 변비, 식욕부진(식욕감퇴), 복부팽만 등에 효과가 있다고 알려져 있다. 변비약과는 다르게 배 아픔이 거의 없다고 한다.

아니었습니다. 단단하고 무른 정도가 극과 극을 오갔죠.

즉, '변비 특유의 딱딱한 똥'이거나 '의도적으로 유발한 설사 똥'이거나 늘 둘 중 하나였습니다. 당연히 항문이 성할 리가 없었어요. 결국 대장항문외과를 갔습니다.

하지만 병원에서는 이렇게 말했습니다.

"좌약으로 항문의 고통을 일시적으로나마 해결할 수는 있습니다. 하지만 근본적으로는 환자분이 스스로 장을 깨끗이 관리하는 수밖에 없어요."

그렇게 진정한 변비 해소 방법을 찾아 떠나는 여정이 시작되었습니다.

간호사로 경력을 쌓은 후에는 자연스럽게 '변비외래'로 배속되었어요. 그러고는 장을 전문적으로 파고들기 시작했고 장 스트레칭을 개발했습니다. 그리고 마침내 장을 끌어 올려 변비라는 꼬리표를 떼어낼 수 있었죠.

그때부터 저는 장 테라피스트로 활동을 시작했습니다.

처진 장이 다시 올라갈 때까지 제 마음속에는 늘 똥이라는 이름의 먹구름 같은 것이 드리워져 있었습니다.

혹시 이 책을 읽는 여러분도 그렇진 않은가요?

세상에는 처진 장 때문에 변비로 고생하는 사람이 정말 많습니다. 무수한 환자와 고객을 만나면서 절실히 느낍니다.

그런 분들이 예전의 저처럼 무식하게 해결하려다 아파하고 고민하면서 이 방법 저 방법을 전전하고 있다고 생각하면 절대 모른 척할 수가 없겠더라고요.

장에 초점을 맞춘 변비 해소법과 미용법, 건강관리법은 아주 많습니다. 하지만 정말로 주목해야 할 것은 '장의 위치'입니다.

장내 환경도 물론 중요하지만 장은 밖에서 보이는 부분부터 관리를 해야 합니다. 처진 장을 끌어 올리면 장내 환경도 함께 올라가면서 개선되는 것이죠. (장내 환경을 먼저 개선한다고 해도 처진 장을 끌어 올리는 효과는 거의 없습니다.)

장은 보이는 부분이 전부입니다. 우선은 높은 위치에 두는 것이 중요해요. 장은 '끌어 올릴수록 좋은' 존재거든요.

평생 장 위치가 높은 사람으로 살고 싶지 않나요? 장이 올라가는 것만으로도 마음이 한결 밝아지고 긍정적으로 바뀌니까요.

당신의 건강한 인생을 응원합니다!

오노 사키

부록 ❶

장 모델 좌담회

장 위치가 높아지면 이렇게 됩니다!

볕이 좋은 봄날, 제 연락을 받고 도쿄 한곳에 모델 삼총사가 모였어요. 세간의 주목을 받는 모델인 그녀들은 많은 사람에게 부러움의 시선을 한몸에 받으며 행복한 하루하루를 보내고 있습니다. 하지만 누군가의 제보에 따르면 그녀들은 모두 예전에 '장이 오염된 사람'이었다고 합니다. 장이 점점 처지는 바람에 몸도 마음도 축축 처졌다고 하더라고요! 지금부터 그 이야기를 들려드릴게요.

모델의 생명은 장이다!

오노 오늘은 현역 모델로 활동하고 있는 세 분을 모시고 장 이야기를 해볼까 합니다. 본론부터 얘기하자면 사실 여러분 모두 원래 장이 처지고 오염된 상태였다면서요?

다카에 잠깐만요! 그건 비밀로 해주시면 안 될까요? 장 리프팅 후에는 완전히 다른 사람이 되었으니까요. 저는 필라테스 강사 스즈키 다카에(37)입니다.

마유 예전에는 건강에 대한 의식이 부족했던 간호사였지만 지금은 장을 통해 마음을 치유하는 장 테라피스트로 전 세계를 누비는 게 꿈인 사토 마유(30)라고 합니다.

가오루 모델 일을 하면서 모 국립대학원에서 정신건강 관련 연구를 하고 있는 와타리 가오루(31)라고 합니다. 예전엔 간호사였는데 우울증이 오고 공황장애를 겪으면서 이직을 하게 됐어요. 다양한 직업을 거쳐 여기까지 왔네요.

오노 그럼 먼저 가장 젊은 마유 님의 간호사 시절 이야기를 들어볼까요?

돈을 들여도 피부는 좋아지지 않는다!

마유 간호사가 된 후 처음 배정된 곳은 응급실이었어요. 일도 엄청 힘들지만 인간관계가 너무 피곤해서 결국 사람을 못 믿는 지경까지 이르렀죠. 불규칙한 생활도 한몫해서 장 오염, 냉증, 여드름으로 고생했어요. 일단 제 피부가 트러블 때문에 엉망이니 피부에 특화된 미용 클리닉으로 이직을 했고 '깨끗한 피부는 돈으로도 살 수 없다'는 현실을 깨닫게 되었어요.

오노 깨끗한 피부는 돈으로도 살 수 없다고요?

마유 피부미용기기에 의지하기 시작하면 기계 없이는 관리가 힘들어져서 절대 클리닉을 끊을 수 없게 되거든요. 그런 경우를 계속 보다 보니 '혼자 힘으로 피부 관리를 할 수 있게 해야겠어!'라는 생각이 강하게 들었어요. 물론 여드름투성이인 저도 포함해서 말이죠.

오노 모두가 장이 처진 채 살아가는 시대잖아요? 어쩔 수 없어요.

마유 그런데 제가 왜 장이 처졌는지 생각해보니 식습관이 제일 문제였던 것 같아요. 패스트푸드와 편의점 음식만 계속 번갈아가면서 먹었거든요. 우둘투둘 여드름이 가득한 얼굴을 만지면서 늘 다시 태어나고 싶다는 생각을 했어요. 그때 누군가의 소개로 장 스트레칭을 알게 된 거예요. 장 스트레칭 덕분에 여드름이 하나둘씩 가라앉았고 어느 사이엔가 매끈한 동안 피부가 되었죠!

오노 마유 님은 피부가 정말 깨끗하시네요! 그전에는 피부 트러블이 심했다는 게 믿기지 않아요. 그러면 이번에는 처진 장 때문에 힘들었던 이야기를 다카에 님께 들어볼까요?

돈가스카레를 마시던 시절

다카에 모델로 활동하면서 모 민영방송국 보도 현장에서 계약직으로 일한 적이 있어요. 현장은 그야말로 초 단위로 짜인 타이트한 스케줄에 쫓기는 게 일상이었죠. 화장실에 가는 것도 눈치를 봐야 하는 분위기였어요. 물론 식사도 배달 음식이거나 도시락이었고요. 도시락이 도착했는데도 몇 시간이고 손도 대지 못하는 게 보통이었어요. 특히 여름철엔 식중독을 우려해서인지 방치된 도시락을 버리고 있는 스태프의 모습을 자주 볼 수 있었죠.

오노 어머, 정말 고생이 따로 없네요!

다카에 식사 시간이 따로 없어서 돈가스카레를 허겁지겁 먹은 적이 있어요. 5분 만에요. 그게 제 인생에서 가장 빨리 먹은 거였어요. 그 일은 2년 만에 그만뒀어요. 그 후 장 스트레칭을 알게 된 덕분에 건강한 생활로 돌아왔죠. 장이 올라가면서부터 모델과 강사 활동도 점점 궤도에 오르기 시작했고요.

오노 지금은 잘나가는 모델이잖아요. 저도 다카에 님의 광고를 본 적이 있어요. 그럼 이번엔 장 리프팅으로 우울증과 공황장애를 극복한 가오루 님 이야기 좀 해주세요!

마음까지 끌어 올려준 장 스트레칭

가오루 좀 더 어렸을 때를 돌이켜보면 암흑 그 자체였어요. 그 시기는 장이 축축 처져 있던 시기와 완전히 겹치죠. 간호대학을 졸업하고 그렇게 원하던 간호사로 일하기 시작했는데…. 눈코 뜰 새 없이 바쁜 데다 복잡한 인간관계로 고민까지 하다 보니 일을 시작하고 3개월 만에 일어서는 것조차 힘들어 직장을 자주 쉬었어요. 정신건강의학과에서 상담을 받았는데 우울증과 공황장애, 과다호흡증후군까지 왔으니 휴직하는 것이 좋겠다고 하더라고요.

오노 어머, 뉴스로만 보던 간호사의 고충이네요….

가오루 과다호흡 때문에 항상 가슴이 두근거리고 숨쉬기가 힘들었어요. 먹을 생각 자체가 아예 들지 않을 정도로 기분이 가라앉았는데, 지금 생각해보면 그때 꽤 말랐던 것 같아요. 얼굴에서는 웃음은커녕 표정까지 사라졌고…. 지금은 상상할 수도 없을 만큼 병들어 있었어요.

오노 그때는 그럴 수밖에요.

가오루 어떻게든 죽을힘을 다해서 직장을 옮겼어요. 장 스트레칭으로 장을 끌어 올려 몸과 마음이 건강해진 지금은 우울증과 과다호흡, 공황장애를 완전히 극복했어요.

장이 오염됐을 때 흔히 볼 수 있는 광경, '수, 숨이…'

마유 장이 처졌을 때 호흡이 약해지진 않았어요? 저는 등이 구부정해서인지 호흡이 너무 얕아서 거의 무호흡 상태인 적도 있었어요…. 장 스트레칭을 알게 돼서 장을 끌어 올린 후로는 그런 문제를 극복했죠. 목욕할 때 욕실에서 알몸으로 전신 거울을 보면서 10분간 의식적으로 호흡에만 집중하는 시간을 가졌어요. 호흡을 하는 동안 흉곽이 어떻게 움직이는지 자세히 관찰하면서 말이에요.

오노 그게 바로 장 스트레칭이에요!

마유 몸 컨디션에 따라 흉곽의 움직임이 나쁠 때가 있어요. 그럴 때는 몸에 신경을 집중하면서 흉곽을 평소보다 더 넓게 확장시킨다는 느낌으로 벌려요. 겨울에는 좀 추우니까 의자에 앉아 족욕을 하면서 하면 좋아요. 그동안 머리는 트리트먼트를 해놓으면 되니까 시간을 유용하게 쓸 수 있죠.

가오루 호흡 문제라니 좀 심각하네요. 호흡은 진짜 중요하니까요.

오노 장이 처지면 호흡이 얕을 수밖에 없어요. 깊이 들이쉬고 깊이 내쉬는 것은 좋은 장 스트레칭 방법이에요. 의식적으로 복식호흡을 하면 자율신경이 정상을 되찾고 이런저런 컨디션 난조 증상도 해결되니까요. 그래서 지금은 다들 아름다운 장을 위해 어떤 습관을 유지하고 있나요?

모델들이 택한
궁극의 몸 관리 방법

마유 저 같은 경우는 장 리프팅의 중요성을 깨달은 후 매일 거울 앞에서 장 스트레칭을 해요. 장 리프팅에서 쾌감을 느끼거든요.

다카에 저도 장 스트레칭이 최고의 몸 관리 방법이라 생각해요. 게다가 흉식호흡을 중시하는 필라테스를 병행하면 장 리프팅 효과가 훨씬 더 크게 나타나는 것 같아요.

가오루 저도 장 스트레칭의 도움을 받았어요. 1일 1회, 변기에 앉기 30초 전에 잠시 하는 거예요. 그 정도만 투자해도 장 리프팅 효과가 있어요. 고칼로리 음식을 먹어도 살이 잘 찌지 않는다는 것이 바로 그 증거입니다! 1년에 수차례 해외 출장을 갈 때마다 엄청난 양의 식사를 즐겨 하는데, 귀국 후에도 체중이 전혀 늘지 않아요. 감자튀김과 햄버거도 실컷 먹는데 말이에요. 그리고 전 마라톤도 해요. 일단 장을 끌어 올리고 운동까지 하면 다이어트 효과가 훨씬 커지는 것 같아요.

오노 그건 정말 맞는 것 같아요. 장 위치도 높은데 운동까지 하면 금상첨화겠네요.

허리에 굴곡이 생겼다!

다카에 돈가스카레를 5분 만에 밀어 넣어야 했던 보도 현장 일을 그만둔 지 얼마 되지 않은 시점이었어요. 장 스트레칭을 알게 돼서 필라테스 강사 자격증을 취득하기 위해 제 몸을 찬찬히 돌아보게 되었죠. 꾸준히 장스트레칭을 했더니 약 2개월 만에 평생 가져보지 못했던 굴곡을 제 허리에서 발견했어요.

오노 그때까지 꽁꽁 숨겨져 있었던 거군요. 장이 올라간 덕분에 숨겨진 허리 라인을 되찾을 수 있었다니, 정말 멋지네요!

머리도 좋아졌다?

오노 그럼 이제 부담 없이 들을 수 있는 연애 이야기를 좀 해볼까요? 멋진 남자친구를 만났고 머리까지 좋아졌다는 마유 님의 이야기를 들어보죠. 마유 님의 남자친구는 필리핀 사람이라면서요?

마유 간호사를 그만두고 쉴 때였어요. 필리핀에서 유학 중인 친구를 만나러 놀러 갔는데, 현지 술집에서 갑자기 누가 말을 거는 거예요. 열정적이고 순수한 마음에 반해서 사귀기로 했지요. 지금도 2~3개월에 한 번 서로의 나라를 오가며 만나고 있어요.

오노 정말 에너지가 넘치시네요! 역시 장 위치가 높아서 그런가요? (웃음)

마유 필리핀 사람과 말이 통하느냐며 놀라는 사람도 있는데, 사실 공부 중이에요. 비사야어를 열심히 배우고 있거든요. 참 어렵더라고요.

오노 어머, 놀랍네요. 비사야어라니….

마유 비사야어는 필리핀에서도 주로 사용되는 언어가 아니라서 공부할 수 있는 책이 없어요. 그래서 어설픈 영어와 비사야어를 섞어서 대화하고 있죠. 영어와 비사야어, 두 언어를 공부하고 있는 셈이에요. 지금까지 영어도 제대로 못했는데 남자친구와 대화를 하고 싶다는 뚜렷한 목표가 생기니 공부가 전혀 힘들지 않아요. 남자친구를 만나기 전에 장을 끌어 올려놓아서 머리가 잘 돌아가는 건지도 모르겠네요.

오노 정말 설레는 이야기네요. 이 여운을 안고서 다음으로 무엇보다 중요한 돈 이야기를 해볼까요?

지출도 눈에 띄게 확 줄었다!

다카에 장 위치를 신경 쓰기 시작하니 조미료 하나부터 따지게 되더라고요. 무첨가 식품, 유기농 식재료, 무농약 식재료에 눈이 가고요. 그러자 처음에는 식비가 늘어나 '엥겔지수가 너무 높은 것 아닌가?' 하는 생각이 들었어요.

오노 맞아요! 장 건강을 챙기다 보면 흔히 있는 일이죠.

다카에 하지만 장기적으로 보면 오히려 가계에 도움이 됐어요. 식재료에 들어 있는 첨가물과 잔류 농약을 멀리한 것이 건강을 해치는 원인 하나를 없앤 셈이었으니까요. 그리고 좋은 조미료를 쓰다 보니 아까워서 조금씩만 쓰게 되더라고요.

마유 맞아요! 그리고 몸에 좋은 음식은 사실 미용에도 도움이 돼요. 간접적인 효과를 말하는 게 아니에요. 저는 피부 관리를 할 때 음식을 사용했어요.

모두 (술렁술렁) 네?

마유 여성들은 대부분 기초 스킨케어에 매달 5,000엔 정도를 쓰고 있어요. 하지만 저는 세안제와 팩 제품 대신에 술지게미를 써요. 세안 후 바르는 보습제로는 올리브유나 코코넛오일을 사용하고, 치약으로도 코코넛오일을 사용해요. 평소에는 파운데이션과 마스카라도 하지 않아요. 그래서 클렌징 제품은 필요가 없고요. 먹어도 괜찮은 것을 얼굴에 바르기 때문에 안심이 돼요. 그리고 지출 횟수가 눈에 띄게 줄었어요. 집 안의 물건을 줄이고 쇼핑 같은 것도 줄이면 뇌에 여력이 생겨요. 그러면 정말로 하고 싶은 일에 집중할 수가 있어요. 저한테는 그게 비사야어고요.

다카에 저도 집 안 물건을 줄이는 데 찬성이에요! 좋아하는 것 말고는 다 갖다 버리는 거죠. 실천하기까지가 참 힘들지만 저도 극단적인 미니멀리즘을 지향해요!

가오루 집도 말끔히 치우고 장도 말끔히 비우고 숙변도 말끔히 내보내면 좋겠네요.

오노 역시 뭐니 뭐니 해도 '비우는 삶'이 최고죠. 그렇게 비우다 보면 신기하게도 돈이 점점 쌓이게 돼요. 제 경험을 이야기하자면 장이 처져서 심한 변비로 고생했던 시기에는 일도 많아서 스트레스가 이만저만 심한 게 아니었어요. 스트레스를 쇼핑으로 풀다 보니 죽어라 일했는데도 이상하게 통장은 텅텅 비는 상황이 이어졌죠. 지금은 에스테틱을 운영하고 있어서 나가는 돈이 많아지긴 했지만 들어오는 돈이 그보다 더 많아졌어요. '돈 버는 일'이 곧 '감사 인사를 듣는 일'이잖아요? 그래서 '누군가에게 도움을 줄 수 있는 기회가 압도적으로 많아졌구나' 하고 감사하며 살고 있어요. 장 속에 똥을 쌓아두고 살았던 때는 주위를 둘러볼 여유 같은 건 없었어요. 장을 싹 비우고 나니까 그제야 함께 사는 세상 속으로 나온 기분이 들더라고요….

장 위치에 따라 얼마든지 아름다워질 수 있다는 것

다카에 다들 젊은 게 예쁜 거라고 하잖아요? 하지만 저는 장 위치가 높은 지금이 훨씬 더 날씬하고 피부나 머릿결도 고와요. 모델로 활동할 수 있을 정도로요. 역시 장 위치에 따라 인생이 바뀔 수 있는 것 같아요!

마유 장이 처졌을 때와는 달리 여드름과 변비가 모두 싹 사라졌어요. 게다가 자연스러운 메이크업에 대한 강의 요청도 들어왔어요. 믿을 수 있는 파트너도 만났고요. 정말 장 리프팅 만세라도 외치고 싶을 정도예요.

가오루 장을 끌어 올린 후에 낯가림이 심했던 제가 사교적으로 바뀌었어요.

오노 일적으로 잘 풀린 분, 피부 미인이 된 분, 사교성이 좋아진 분. 장 위치가 달라졌을 뿐인데 다들 행복해지셨네요. 그리고 모두 장이 처져서 힘들었던 과거가 있다는 공통점이 있네요. 다시 말해 '아무리 장이 오염된 상태라도 장을 높게 끌어 올릴 수만 있다면 인생 역전은 한순간!'이라는 거겠죠? 행복을 위해 장을 좀 더 끌어 올리시길 바라요!

부록 ❷

욕조 속에서 장 리프팅

복부 태핑

장 스트레칭과 병행하면 좋은 방법이 바로 욕조에서 하는 '복부 태핑'입니다. 장 리프팅 습관 중 하나로 꼭 활용해보세요.

원래 '태핑'tapping이란 손끝의 볼록한 부분으로 가볍게 튕기듯이 터치하는 것입니다. 심신의 치료와 스킨십을 위해 전 세계에서 널리 행해지고 있는 방법 중 하나죠.

정말 간단한 방법이지만 태핑을 하면 불안과 걱정 등 부정적인 감정이 줄어들고 마음이 안정됩니다. 의학적으로도 인정된 방법이고요.

장 리프팅을 위해서도 활용해보자고요!

왜 태핑을 장 리프팅 습관으로 추천하는지 궁금하시죠?

바로 배를 태핑함으로써 장 주변의 혈류가 개선되어 장운동이 활발해지고 장이 점점 떠올라 위쪽으로 자연스레 올라가기 때문입니다. '장이 떠오른다'니, 표현이 참 재미있지 않나요?

태핑이라고 하니 어렵게 느끼실 수 있는데 실제로는 너무 간단해서 깜짝 놀라실 거예요. 그냥 손끝의 볼록한 부분으로 배를 두드리기만 하면 되니까요.

단, 어디서 하느냐가 중요합니다.

장을 태핑하기에 최적의 장소는 바로 '적당하게 따뜻한 물이 담긴 욕조 안'입니다. 구체적으로는 '37~42도', 즉 체온보다 약간 높은 온도의 물이죠.

배꼽에서부터 시계 방향으로 빙글빙글 돌아가며 원을 점점 넓혀가는 모양새로 태핑을 합니다.

욕조 안에서 하는 것이 좋은 이유는 수압의 힘을 빌릴 수 있기 때문입니다. 물속에서 하면 수압 덕에 내장이 위로 좀 더 쉽게 밀려 올라갑니다.

즉, 물속에서는 복부 근육이 이완된 상태라 태핑으로 자극을 주면 장 리프팅 효과를 몇 배로 끌어 올릴 수 있죠.

물론 장을 끌어 올리려고 무작정 고통을 참으면서까지 하면 안 됩니다. 아프지만 시원하고 기분 좋은 정도로만 해야 합니다.

만약 태핑을 하면서 뭔가 뭉친 것 같거나 평소와는 다른 느낌이 든다면 건강상의 문제가 있을 가능성이 있으니 의사와 상담하길 권합니다. (병은 초기에 잡아내는 것이 중요하니까요.)

하루에 딱 1분이면 충분합니다. 따뜻한 곳에서 느긋하게 여유를 누리며 장을 끌어 올려보자고요!

나이와 중력을 거스르는
절대바디 완성!

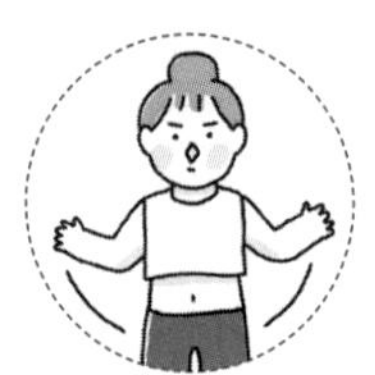